Integrative Verhaltenstherapie bei Alkoholabhängigkeit

Springer
Berlin
Heidelberg
New York
Barcelona
Hongkong
London
Mailand
Paris
Singapur
Tokio

Wilhelm Burtscheidt

Integrative Verhaltenstherapie bei Alkoholabhängigkeit

Ein Therapiemanual

Mit 7 Abbildungen und 15 Tabellen

Springer

Dr. Wilhelm Burtscheidt
Rheinische Kliniken Düsseldorf
Psychiatrische Klinik
der Heinrich-Heine-Universität
Bergische Landstr. 2
40629 Düsseldorf

ISBN 3-540-41159-3 Springer-Verlag Berlin Heidelberg New York

Die Deutsche Bibliothek – CIP-Einheitsaufnahme
Burtscheidt, Wilhelm:
Integrative Verhaltenstherapie bei Alkoholabhängigkeit: ein Therapiemanual/Wilhelm Burtscheidt. – Berlin; Heidelberg; New York; Barcelona; Hongkong; London; Mailand; Paris; Singapur; Tokio: Springer, 2001
ISBN 3-540-41159-3

Springer-Verlag Berlin Heidelberg New York
ein Unternehmen der BertelsmannSpringer Science+Business Media GmbH

Umschlaggestaltung: de'blik, Berlin
Satz: Reproduktionsfertige Vorlage vom Autor

Gedruckt auf säurefreiem Papier SPIN: 10785238 26/3130SM – 5 4 3 2 1 0

Vorwort

Die ambulante Psychotherapie von Alkoholabhängigen gehört im angloamerikanischen Sprachraum seit jeher zu den Standardverfahren; dabei kommen überwiegend relativ niederfrequente Programme zum Einsatz, die sich nur über wenige Monate erstrecken.

Inzwischen wächst auch im deutschsprachigen Gebiet zunehmend das Interesse an diesen Formen der Behandlung. Zu dieser Entwicklung haben sicher ökonomische Gründe beigetragen, vor allem aber beruht sie darauf, dass die Angebote des etablierten Versorgungssystems für Alkoholkranke gerade bei Abhängigen in frühen Stadien der Erkrankung kaum auf Akzeptanz stoßen, weil sie als zu aufwendig und belastend erlebt werden. So nehmen nach Schätzungen in der Bundesrepublik Deutschland jährlich nur 1 % der Betroffenen an psychotherapeutischen Maßnahmen teil.

Wissenschaftlich wurde die Wirksamkeit verhaltenstherapeutischer Interventionsstrategien in den Vereinigten Staaten in den letzten beiden Jahrzehnten durch eine Reihe kontrollierter Studien belegt; inzwischen liegt auch aus dem deutschen Sprachraum eine erste experimentelle Untersuchung vor, in der diese positiven Ergebnisse bestätigt werden konnten (Burtscheidt et al. 1999). Dabei zeigte sich, dass das Angebot einer niederfrequenten und relativ kurzdauernden ambulanten Verhaltenstherapie gerade von sozial noch integrierten Alkoholabhängigen als sehr attraktiv erlebt wurde.

Vor diesem Hintergrund wird hier ein in der Wirksamkeit seiner Bestandteile empirisch überprüftes Therapiemanual vorgelegt, das im ambulanten wie im stationären Setting einsetzbar ist und modular den jeweiligen therapeutischen Bedürfnissen angepasst werden kann.

Zentraler Bestandteil dieses Therapieprogramms ist ein ausformuliertes Basismanual, das 20 ausführlich beschriebene Einzelsitzungen umfasst. Arbeitsblätter zu diesen Sitzungen sind im Anhang beigefügt.

In dieses Basismanual wurden kognitive Techniken und Verfahren zur Verbesserung der Sozialkompetenz integriert; es kann durch Zusatzmodule ergänzt, aber auch mit anderen Therapieverfahren kombiniert werden. Ebenso ist es möglich, nur einzelne Elemente oder Themenblocks des Manuals zu verwenden.

Unter behandlungstechnischem Aspekt kann im Einsatz des Manuals der Schwerpunkt bedarfsgerecht von der Bevorzugung übender Verfahren zur verstärkten Verwendung kognitiver Techniken verschoben werden.

Darüber hinaus enthält dieser Band eine Einführung in den aktuellen Stand der Grundlagen- und Therapieforschung, eine Darstellung verhaltenstherapeutischer Konzepte und pharmakologischer Möglichkeiten der Rückfallprophylaxe, eine

Anleitung zur Diagnostik sowie ausführliche Bemerkungen zu einer adäquaten therapeutischen Haltung und zu typischen Komplikationen und Therapiehindernissen.

Im Lauf der Zeit waren zahlreiche Mitarbeiter der Suchtabteilung und der Forschungsgruppe Abhängigkeitserkrankungen an der Entwicklung und Umsetzung dieses Manuals beteiligt; besonderer Dank gilt Sigrid Hof, Annette Löll und Henning Lüthcke für ihr ideenreiches therapeutisches Engagement und Wolfgang Strauss für Beratung und Supervision.

Herbst 2000 W. BURTSCHEIDT

Inhalt

1 Grundlagen

1.1 Epidemiologie

Epidemiologische Untersuchungen zur Prävalenz des Alkoholismus sind mit großen methodischen Schwierigkeiten belastet. So stehen der Alkoholkonsum innerhalb einer Bevölkerung, die Rate typischer Folgeerkrankungen und die Inanspruchnahme von Beratungs- und Therapieeinrichtungen nur in indirekter Beziehung zur Zahl der Abhängigen, während Repräsentativumfragen infolge der mit der Erkrankung verbundenen Dissimulationstendenzen in ihrer Validität erheblich eingeschränkt sind. Entsprechend groß ist die Varianz der in den vorliegenden Studien angegebenen Punktprävalenz:

Diese schwankt zwischen 2 und 7 % der erwachsenen Bevölkerung in der Bundesrepublik Deutschland, wobei der Frauenanteil zwischen 25 und 30 % beträgt (Fichter 1990). Kraus und Bauernfeind (1998) gehen auf der Basis einer Repräsentativerhebung von 1,7 Millionen Alkoholabhängigen, 2,7 Millionen Fällen von chronischem Alkoholmissbrauch und 4,9 Millionen Fällen von risikoträchtigem Konsumverhalten für die Bundesrepublik aus.

Für die Schweiz gelangten Truan et al. (1997) für Alkoholismus und schädlichen Gebrauch zu einer Prävalenz von 12,7 % für Männer und 4,3 % für Frauen; Abelin (1990) geht von einem schädlichen Gebrauch bei 5 bis 7 % der erwachsenen Bevölkerung und einem problematischen Trinkverhalten von 10 % aus, wobei der Alkoholkonsum in den italienisch- und französischsprachigen Kantonen deutlich erhöht sei. In Österreich sind nach Repräsentativhebungen (Rathner u. Dunkel 1988) 2,2 % der erwachsenen Bevölkerung alkoholabhängig, 16 bis 24 % betreiben einen risikoträchtigen Alkoholgebrauch.

Nach Schätzungen werden etwa 30 % aller psychiatrischen Klinikaufnahmen durch Suchterkrankungen (insbesondere durch Alkoholismus) verursacht bzw. mitbedingt; einer stationären Langzeitbehandlung unterzogen sich in Deutschland im Jahr 1997 etwa 30.000 Alkoholiker (dem stehen ca. 8.700 ambulante Therapiemaßnahmen gegenüber), etwa 80.000 Betroffene nehmen jährlich die Hilfe einer Beratungsstelle in Anspruch.

Im Jahre 1993 wurden in der Bundesrepublik Deutschland in etwa 17.000 Fällen direkt auf Alkohol bezogene Krankheiten als Todesursache dokumentiert; dazu kam etwa die gleiche Anzahl von indirekt auf Alkohol bezogenen Todesursachen (wie Karzinome des oberen Verdauungstraktes und des Kehlkopfs, Bauchspeicheldrüsenentzündungen, Unfälle, Suizide und Homizide).

Die Sterblichkeit von Alkoholkranken ist gegenüber der Normalbevölkerung um den Faktor 2,5 bis 4,7 erhöht; in der deutschen MEAT-Studie, die 1410 Patienten stationärer Langzeittherapieeinrichtungen über 4 Jahre nachverfolgte, lag sie für Männer bei 9,8 %, für Frauen bei 4,8 % (Feuerlein 1996). Besondere Bedeutung im diesem Kontext kommt dem *Suizid* zu; allerdings divergieren auch hier die Literaturangaben zur Prävalenz erheblich; Murphy und Wetzel (1992) fanden in ihrer kritischen Metaanalyse ein Lebenszeitsuizidrisiko von 2 % für unbehandelte bzw. ambulant behandelte Alkoholiker sowie von 3,4 % für stationär behandelte Patienten; insgesamt soll Alkoholismus für 25 % der vollendeten Suizide verantwortlich sein.

Unter den Klienten der Beratungsstellen sind vor allem die Altersgruppen zwischen 35 und 55 Jahren vertreten. Dabei ist allerdings zu berücksichtigen, dass nach Erhebungen bei Männern durchschnittlich 10, bei Frauen 6 Jahre vergehen, bis spezifische Hilfe in Anspruch genommen wird.

Während der Alkoholkonsum unter Jugendlichen und jungen Erwachsenen nach Umfrageergebnissen in den letzten beiden Jahrzehnten insgesamt kontinuierlich rückläufig ist, steigt nach dem klinischen Eindruck in den stationären Einrichtungen der Anteil jugendlicher Abhängiger mit oft polytoxikomanen Konsummustern. Wenig beachtet und untersucht ist bisher das Phänomen des Alkoholismus im höheren Lebensalter; die vorliegenden Studien gehen davon aus, dass es sich in zwei Drittel dieser Fälle um schon länger bestehende Abhängigkeiten handelt, während sich in den übrigen Fällen die Sucht erst als Reaktion auf die spezifischen Probleme dieser Lebensphase entwickelt (Übersicht bei Bode u. Haupt 1998).

Alkoholismus ist zwar ein Phänomen, das alle Gesellschaftsschichten betrifft, allerdings besteht keine völlige Gleichverteilung: So scheinen Unterschichtangehörige sowie Mitglieder der oberen Mittelschicht (und auch Großstadtbewohner im Vergleich zu ländlicher Bevölkerung) stärker betroffen zu sein.

1.2 Ursachen

Die Entstehung und Aufrechterhaltung von Abhängigkeitserkrankungen werden heute als multifaktoriell bedingte Prozesse verstanden. Entsprechend ist die manifeste Abhängigkeit mit ihrem sehr einheitlich wirkenden Erscheinungsbild das Resultat interindividuell sehr unterschiedlicher Bedingungsgefüge und Abläufe (ähnlich wie z. B. der erhöhte Blutdruck die gemeinsame Endstrecke ganz unterschiedlicher Krankheitsprozesse darstellt). Nach den inzwischen vorliegenden Befunden kann von der Existenz eines einheitlichen suchtbedingenden oder suchterhaltenden Faktors (bzw. Faktorenbündels) nicht mehr ausgegangen werden. Dies gilt für den biologischen wie für den psychologischen Bereich.

Schematisch lassen sich die Faktoren, denen nach heutigem Kenntnisstand Bedeutung bei der Entstehung und Aufrechterhaltung der Alkoholabhängigkeit zugeschrieben wird, vier Bereichen zuordnen:

1.2.1 Kulturelle und soziale Faktoren

Kulturelle Einflussgrößen bestimmen nicht nur die Verfügbarkeit des Suchtmittels (seine „soziale Griffnähe"), sondern auch die gesellschaftliche Bewertung des Konsums einer Substanz, die soziale Einbindung und Ritualisierung des Gebrauchs und nicht zuletzt die Haltung gegenüber Süchtigen, die therapeutischen Ideologien und das Krankheitskonzept:

Das geläufigste Beispiel stellt die ablehnende Haltung islamisch geprägter Kulturen gegenüber dem Alkoholkonsum dar (überhaupt haben sich religiöse Überzeugungen als hochwirksamer protektiver Faktor erwiesen). In den USA lassen sich z. B. ausgeprägte Unterschiede im Gebrauchsmuster und dem Alkoholismusrisiko zwischen den Nachkommen irischer und jüdischer Einwanderer nachweisen, während in Europa deutliche Nord-Süd- und Ost-West-Unterschiede bestehen. Wirksam werden solche kulturellen Einflussfaktoren aber auch in der gänzlich unterschiedlichen Haltung, mit der unsere Gesellschaft dem Alkoholismus im Vergleich mit der Abhängigkeit von illegalen Drogen begegnet.

Unter soziologischem Aspekt lassen sich Risikomilieus (wie die Zugehörigkeit zu bestimmten Peer Groups) und Risikosituationen für die Entwicklung einer Sucht definieren. Das aktuell epidemiologisch wohl bedeutsamste Beispiel stellt die Langzeitarbeitslosigkeit dar. Ein statistisch erhöhtes Risiko für die Entwicklung einer Sucht tragen aber auch bestimmte Berufsgruppen wie z. B. Medizinalpersonal und Ärzte.

1.2.2 Psychologische Faktoren

Aus psychologisch-psychotherapeutischer Sicht existieren eine Vielfalt teils widersprüchlicher, teils sich ergänzender oder überlappender Erklärungsmodelle und Therapieverfahren, die allerdings größtenteils bisher nicht empirisch untersucht wurden. Im Kontext dieses Kapitels sollen daher nur die bereits relativ gut untersuchten bzw. in ihrer therapeutischen Anwendung im klinischen Alltag besonders relevanten und für den eigenen Ansatz bedeutsamen Konzepte orientierend dargestellt werden:

1.2.2.1 Verhaltenstherapie

Innerhalb der Verhaltenstherapie (ausführliche Darstellungen finden sich in den folgenden Kapiteln dieses Bandes) lassen sich unter anderem folgende Ansätze differenzieren:

Während die Lerntheorie, die in den 70er Jahren schon einmal weit verbreitet war und aktuell eine Renaissance erlebt, Suchtentwicklung in der Terminologie der klassischen und operanten Konditionierung zu fassen sucht, begreifen Autoren wie Monti et al. (1990), ausgehend von der auch empirisch belegten Beobachtung, dass viele Abhängige nur unzureichend entwickelte soziale Kompetenz besitzen, den Suchtmittelgebrauch als eine inadäquate und letztlich selbstschädigende *Bewältigungsstrategie*.

Als Folge maladaptiver Bewältigungsversuche verstehen auch Beck et al. (1993) in ihrem *kognitiven Modell* die Suchtentwicklung; allerdings sind es nach dieser Konzeption angeborene oder aus frühkindlichen Erfahrungen entstandene Wahrnehmungsverzerrungen, irrationale Denkstile und Kernüberzeugungen, die unter dem Einfluss konsumerleichternder Gedanken und suchtmittelbezogener Erwartungen letztlich zum Suchtmittelgebrauch führen.

Einen Sonderweg schlagen Marlatt und Gordon (1985) in ihrem *sozialkognitiven Ansatz* ein, der in seiner therapeutischen Anwendung nicht auf die Genese von Suchterkrankungen, sondern auf die Entstehung und Bewältigung von Rückfällen fokussiert:

Danach entstehen Rückfälle aus dem Ineinanderwirken sinkender Selbstwirksamkeit und zunehmender positiver Erwartungen bezüglich der Wirksamkeit des Suchtmittels; entscheidend für den weiteren Verlauf ist die Bewältigung des *Abstinenzverletzungseffekts*, der eintritt, wenn Patienten eine zunächst einmalige Abstinenzverletzung als Beweis der völligen Vergeblichkeit ihrer bisherigen Abstinenzbemühungen werten und aus diesem Erleben heraus den kontinuierlichen süchtigen Konsum wieder aufnehmen.

1.2.2.2 Psychoanalyse

In der Geschichte der Psychoanalyse hat jede Phase der Theoriebildung auch eine neue Suchttheorie hervorgebracht; aktuell lassen sich drei (einander nicht ausschließende, sondern ergänzende) Auffassungen der Funktion von Suchtmitteln unterscheiden:

Unter *triebpsychologischem* Aspekt dient der Suchtmittelkonsum der direkten Befriedigung triebhafter (überwiegend oraler) Bedürfnisse. Gleichzeitig schützt er das Ich vor Außenweltreizen wie vor konflikthaft oder bedrohlich erlebten Inhalten des Es und des Überich. Darüber hinaus wird Sucht (in Analogie zum klassischen psychoanalytischen Neurosekonzept) als Symptom bzw. als missglückter Bewältigungsversuch eines Konflikts zwischen den psychischen Instanzen begriffen.

Dagegen stellt die *Ichpsychologie* in den Vordergrund der Betrachtung die kompensatorische Funktion der Suchtmittel im Sinne des Ausgleichs von Defiziten der Ichfunktionen (vor allem im Bereich der Stimmungs-, Selbstwert- und Affektregulation und der Frustationstoleranz), die daraus resultierten, dass es dem süchtigen Individuum nicht gelungen sei, ausreichend stabile, verlässliche und schützende innere Objekte zu etablieren. Gleichzeitig mache (Krystal und Raskin 1983) der Suchtmittelgebrauch den aus diesem Mangel resultierenden überwältigenden süchtigen Uraffekt aus undifferenzierter Angst, Wut und Trauer zumindest zeitweise erträglich.

Die *Objektpsychologie* schließlich konzeptualisiert süchtiges Erleben und Verhalten vor dem Hintergrund pathologischer Konstellationen auf der Ebene der paranoid-schizoiden Position, einer Situation also, in der integrierte und realitätsgerechte Selbst- und Objektrepräsentanzen nicht existieren, die Abwehr von primitiver Spaltung und frühen Introjektions- und Projektionsmechanismen geprägt wird und kannibalistische Gier und die Angst vor körperlicher Vernichtung die primären Affekte darstellen. In diesem Kontext könne das Suchtmittel (nach Art eines pathologischen Übergangsobjekts) zum Vertreter nährender guter wie versagender oder verschlingender böser mütterlicher Partialobjekte werden. (Ausführliche Literatur zu den psychoanalytischen Suchttheorien findet sich bei Rost 1987 und Bilitza 1993.)

Unternimmt man den Versuch einer zusammenfassenden Wertung, so bieten diese hier nur grob skizzierten psychoanalytischen Konzepte (obwohl sie und die aus ihnen abgeleiteten Therapieansätze bisher empirisch kaum untersucht wurden) durchaus Beschreibungsmöglichkeiten und Modelle für eine Reihe klinisch relevanter Phänomene und Konstellationen vor allem in der Behandlung von Abhängigen mit schweren narzisstischen und Borderlinestörungen. Allerdings verführt die Konzentration der ich- und objektpsychologischen Ansätze auf frühe und schwere Störungen der Persönlichkeitsentwicklung in einem unzulässigen Umkehrschluss allzu leicht dazu, bei Süchtigen generell das Vorliegen solcher gravierenden Störungen zu unterstellen.

Darüber hinaus erscheint im Licht der neueren neurobiologischen Befunde gerade der unbeeinflußbar dranghafte Charakter süchtigen Verhaltens, der in der analytischen Theoriebildung zur Assoziation mit frühen sadistischen Stadien der Oralität führte, zumindest partiell als Ausdruck neurophysiologischer Prozesse und damit nicht mehr primär bzw. ausschließlich als psychologisch begründetes Phänomen.

Zu erwähnen in diesem Kontext sind schließlich auch *systemische* Ansätze, denen in der therapeutischen Praxis Bedeutung bei der Entwicklung von Erklärungsmodellen und Interventionsstrategien für die Beratung und Behandlung von Paaren und Familien zukommt. Dies betrifft sowohl die Beeinflussung dysfunktionaler suchterhaltender Strukturen und Interaktionsstile wie die Unterstützung von Paaren und Familien im Prozess der Abstinenzstabilisierung und der damit verbundenen Umstrukturierung von Beziehungsgefügen und Rollenzuweisungen. Allerdings stehen auch in diesem Bereich bisher aussagekräftige empirische Untersuchungen der Effizienz noch weitgehend aus.

1.2.3 Biologische Faktoren

Die Befunde zu biologischen Faktoren, denen Bedeutung bei der Entwicklung und Aufrechterhaltung des Alkoholismus zukommt, lassen sich folgendermaßen gliedern:

1.2.3.1 Genetik

Familien-, Zwillings- und Adoptionsstudien belegen übereinstimmend die Bedeutung genetischer Faktoren für die Entwicklung von Alkoholmissbrauch und Abhängigkeit bei den Söhnen alkoholkranker Eltern; bei den weiblichen Nachkommen ist die Befundlage bisher (infolge der geringeren Häufigkeit dieser Störungsbilder bei Frauen) noch uneinheitlich (Literaturübersicht bei Maier 1995).

Die Konkordanz erreicht in den vorliegenden Zwillingsstudien maximal Werte von etwa 60 %; nach diesen Untersuchungen kommt biografischen Beeinflussungsfaktoren etwa dasselbe Gewicht für die Entwicklung einer Alkoholabhängigkeit zu wie der genetischen Belastung (Prescott et al. 1994).

Tierexperimentell gewonnene Befunde zeigen inzwischen, dass verschiedene Aspekte der Alkoholwirkung und der Reaktion auf Alkohol (wie Sensitivität gegenüber der Substanz, aversive Alkoholeffekte, Alkoholmetabolismus, Toleranz und Ausprägung von Entzugssymptomen) auf getrennten Genorten kodiert und durch unterschiedliche Transmittersysteme gesteuert werden; gleichzeitig weisen mehrere Studien darauf hin, dass auch die Nachkommen von Familien mit Indexfällen von Medikamentenabhängigkeit und Drogenabusus ein erhöhtes Risiko tragen, an Alkoholismus zu erkranken.

Zusammenfassend erlauben die vorliegenden Befunde der genetischen Forschung so die Aussage, dass genetische Faktoren bei erblich belasteten Personen eine etwa gleich wichtige Rolle wie individuumsbezogene Umgebungseinflüsse spielen, dass die erbliche Belastung nicht substanzspezifisch ist, und dass mehrere getrennte Genpolymorphismen an der Entstehung von Alkoholismus beteiligt sind (Maier 1996).

Zur Frage nach *genetisch begründeten Subtypologien* bestehen divergierende Befunde und Hypothesen:

Schuckit (1996) konnte bei den Söhnen alkoholkranker Väter gehäuft eine verminderte subjektiv empfundene und objektiv nachweisbare Reaktion auf Alkohol demonstrieren und zeigen, dass damit ein erhöhtes Risiko für die Entwicklung einer Abhängigkeit verbunden ist.

Einen anderen Weg schlug Cloninger (1987) ein, der ausgehend von Adoptionsstudien zu einer bis heute kontrovers diskutierten Subtypologisierung der Gruppe der männlichen Alkoholkranken gelangte:

Danach gehören etwa 80% der Alkoholiker zum Typ I, der sich durch späten Suchtbeginn, geringe genetische Belastung und ein geringes Ausmaß von Dissozialität auszeichnet. Dagegen wird der Typ II geprägt durch hohe, über den Vater vermittelte, erbliche Belastung, frühen Krankheitsbeginn, massiven Kontrollverlust, ausgeprägte antisoziale Züge und die Tendenz zu Novelty bzw. Sensation Seeking.

Versuche, unter anderem auf der Basis dieser Hypothesen und Befunde *Trait Marker* (also Befunde, die es erlauben, Risikopersonen im Vorfeld der Erkrankung zu identifizieren) für eine genetisch vermittelte Suchtbelastung zu etablieren, befinden sich derzeit im Fluss:

So bestehen Hinweise auf erniedrigte Dopamin- und Serotoninaktivität (diese Neurotransmitter werden u. a. mit der Regulation von Stimmung und Aggressivität in Verbindung gebracht) sowie auf mangelnde EEG-Synchronisation und eine Reduktion der p300-Amplitude (als Korrelate gestörter Informationsverarbeitung) bei über ihre genetische Belastung definierten Risikoprobanden (Literaturübersicht bei Lachner u. Wittchen 1997).

1.2.3.2 Biochemie

Während z. B. Opiate und Benzodiazepine über die Bindung an einen bestimmten, spezifischen Rezeptortyp die Hirnfunktion beeinflussen, greift Alkohol auf verschiedensten Wegen in die Informationübertragung und den Zellstoffwechsel des Gehirns ein. Dabei verursacht er nicht nur Veränderungen der Funktion, sondern auch den Untergang von Hirnzellen. Zudem kommt es über toxische Abbauprodukte und die Auswirkungen internistischer Folgeerkrankungen zu weiteren Beeinträchtigungen der Hirnfunktion.

So greift Alkohol in alle bekannten Neurotransmitter- und Rezeptorsysteme und das Endorphinsystem ein, beeinflußt die G-Proteine (die die zellinterne Adenylcyklase steuern) und die Transskriptionsproteine des Zellkerns, verändert auf direktem Weg die Struktur der Zellmembran und wirkt auf die spannungsabhängigen Calciumkanäle ein, wobei diese Effekte je nach Dosis, einmaliger oder chronischer Zufuhr und auch in Abhängigkeit von der Hirnregion quantitativ wie qualitativ sehr unterschiedlich ausgeprägt sein können.

Dazu kommt, dass das Alkoholabbauprodukt Acetaldehyd (das selbst neurotoxisch wirkt) mit Serotonin, Noadrenalin und Dopamin Kondensationsprodukte (sogenannte Tetrahydroisochinoline und Betacarboline) bilden kann, denen ihrerseits wieder rausch- und suchterzeugende Wirkung zugeschrieben wird.

Diese hochkomplexen Schädigungsmechanismen und ihr Ineinanderwirken sind derzeit nur ansatzweise aufgeklärt; nach dem aktuellen Kenntnisstand muss mit hoher Wahrscheinlichkeit davon ausgegangen werden, dass die Alkoholwirkung und die Empfindlichkeit gegenüber Alkohol je nach Individuum auf sehr unterschiedlichen Mechanismen beruhen können.

1.2.3.3 Neurobiologie

Die Erforschung neurobiologischer Prozesse, die mit der Suchtentwicklung verbunden sind, befindet sich derzeit noch auf der Ebene der Datensammlung und der Untersuchung der Alkoholwirkung auf einzelne Subsysteme, so dass Modelle übergreifender pathogenetischer Funktionszusammenhänge bisher nur hypothetisch zu formulieren sind.

Allerdings stehen inzwischen Tiermodelle zur Verfügung (Wolffgramm u. Heyne 1995), die unser Wissen um diese Prozesse bereits erheblich erweitert haben:

So zeigen Mäuse und Ratten, die im weiteren Verlauf eine Abhängigkeit entwickeln, unabhängig von der Art des Suchtmittels ein typisches Konsumverhalten:

Nach einer Phase des Probierens kommt es zu einem zunehmend sich steigernden Konsum, bis sich die Tagesdosis schließlich auf hohem Niveau einpegelt und durch äußere Einflüsse nicht mehr beeinflusst werden kann: Während nichtsüchtige Tiere auf Stressoren (z. B. auf Einzelhaltung) mit einem vorübergehenden Anstieg des Suchtmittelgebrauchs reagieren, verändert sich bei süchtigen Tieren in dieser Situation die Dosis nicht.

Gibt man süchtigen Tieren nach einer Abstinenzphase erneut die Gelegenheit, Suchtmittel zu konsumieren, kommt es zu einem schnellen überschießenden Konsum, ehe sich die Tagesmenge nach einigen Tagen wieder in der früheren Höhe stabilisiert.

Diese Tierversuche sind natürlich nur mit äußerster Zurückhaltung auf den Menschen übertragbar, dennoch erscheinen zwei Befunde bemerkenswert:

Zur Suchtentwicklung kommt es nur, wenn die Tiere eine Wahlmöglichkeit haben, also z. B. neben Alkohol auch Wasser aufnehmen können. Zum anderen scheinen besonders gefährdet für die Entwicklung süchtigen Verhaltens subdominante Tiere, die in der Rangordnung weiter unten stehen.

Mit Hilfe dieser Tierversuche ließ sich zeigen, dass die regelmäßige Zufuhr von Alkohol (und allen übrigen Drogen) Anpassungs- und Gegenregulationsprozesse im Zentralnervensystem bewirkt, denen eine wesentliche Bedeutung bei der Entstehung von Entzugssymptomen und Suchtmittelverlangen (Craving) und der Entwicklung eines biologischen Suchtgedächtnisses zugeschrieben wird, die aber noch nicht vollständig aufgeklärt sind.

Im Mittelpunkt der Aufmerksamkeit stehen dabei aktuell das dopaminerge *Belohnungssystem* und seine afferenten und efferenten Verbindungen. Dabei handelt es sich um einen Bestandteil des mesokortikolimbischen Systems im Mittelhirn, dessen Zellkerne nach kranial in den Nucleus accumbens projizieren.

Im Tierversuch vernachlässigen Tiere, denen die Möglichkeit gegeben wird, diese Strukturen elektronisch zu stimulieren oder dorthin Suchtmittel zu injizieren, darüber alle anderen Aktivitäten einschließlich der Nahrungsaufnahme.

Unter theoretischem Aspekt erscheint das Belohnungssystem deshalb hochinteressant, weil es mit seinen neuronalen Vernetzungen eine ideale Schnittstelle zwischen Informationsverarbeitung, Gedächtnisprozessen und der Regulation innerer Befindlichkeit darstellt:

Das System erhält Afferenzen von Neuronen aller Transmittersysteme, es ist zum einen mit der Präfrontalregion und zum anderen mit striatalen Kerngebieten, die Aktivitätsgrad, Bewusstseinslage und emotionale Befindlichkeit regulieren, verbunden. Gleichzeitig hat es über Verbindungen innerhalb des limbischen Systems Einfluss auf die Funktionen der Wahrnehmung, des Lernens und der Affektgenerierung.

Hypothetisch lassen sich damit erste Modelle der Interaktion zwischen Suchtmittelkonsum, zentraler Regulation der psychischen Befindlichkeit, Informationsverarbeitung, Lernprozessen, der Wirkung innerer und äußerer Konflikte und Probleme und dem Entstehen von Suchtmittelverlangen entwickeln (s. Abb. 1.1).

Erste Tierversuche weisen zudem auf auch nach längerfristiger Abstinenz persistierende quantitative Veränderungen dopaminerger Rezeptoren in den oben genannten striatalen Regionen (May et al. 1995) und auf eine Verminderung der D3-Rezeptorgenexpression im frontalen Bereich des limbischen Systems hin, die

Elemente eines *biologischen Suchtgedächtnisses* darstellen und damit einen Beitrag zur Erklärung des Phänomens leisten könnten, dass erneuter Alkoholkonsum selbst nach langjähriger Abstinenz fast regelhaft wieder zum Rückfall in süchtiges Trinkverhalten führt (Eravci et al. 1997).

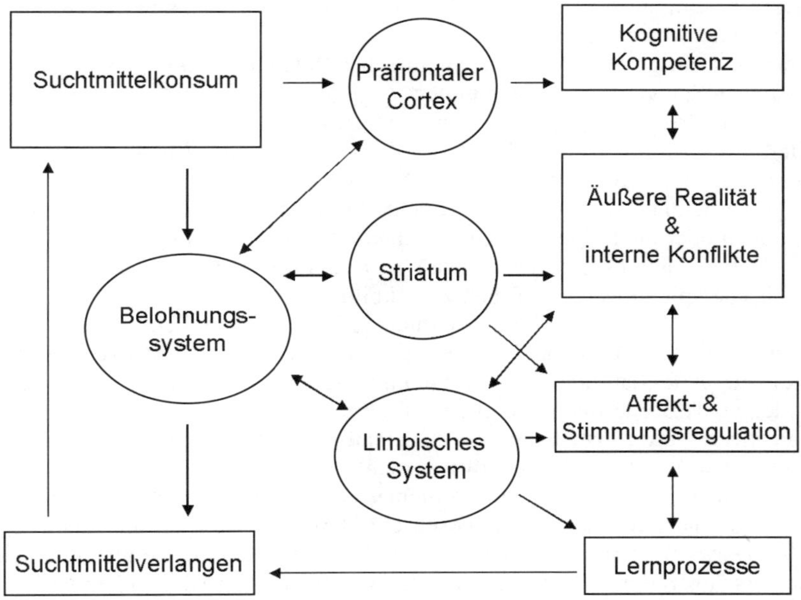

Abb. 1.1. Schematisches Modell der Suchtenstehung

Was die neurobiologischen Grundlagen der *Disposition* zur Entwicklung einer Alkoholabhängigkeit betrifft, ist die Befundlage widersprüchlich: Zur Zeit wird auf der Basis tierexperimenteller Untersuchungen sowohl eine Über- wie eine Untererregbarkeit des Belohnungssystems infolge von Dopaminmangel bzw. Dopaminüberschuss diskutiert (Wolffgramm u. Heyne 1995).

Theoretisch ist so denkbar, dass auf der einen Seite Individuen ein erhöhtes Risiko der Suchtentwicklung tragen, die infolge einer Untererregbarkeit nur unter dem Einfluss von Suchtmitteln eine Stimulation des Belohnungssystems erleben, während auf der anderen Seite auch diejenigen gefährdet sind, deren Belohnungssystem bereits auf kleine Dosen von Suchtmitteln überschießend positiv reagiert.

(Literaturübersichten bei Soyka 1995 und Rommelspacher 1995.)

1.3 Psychiatrische Komorbidität

Alle Versuche, eine einheitliche *Suchtpersönlichkeit* oder eine allen Süchtigen gemeinsame psychische Störung zu identifizieren, müssen als gescheitert angesehen werden. Allerdings weisen viele Befunde darauf hin, dass sich bei Abhängigen bestimmte psychiatrische Störungsbilder häufiger als in der Normalbevölkerung nachweisen lassen.

Die aussagekräftige Diagnostik psychiatrischer Begleiterkrankungen ist jedoch mit erheblichen Schwierigkeiten verbunden:

So lassen sich Angststörungen und ihre vegetativen Begleiterscheinungen (Zittern, Herzrasen, Schwitzen, Übelkeit) oft kaum gegen Entzugssymptome abgrenzen. Depressive Symptome entpuppen sich in vielen Fällen als Reaktionen auf die Wahrnehmung der eigenen Suchterkrankung und ihrer schädlichen Auswirkungen oder als Folgen der chronischen Alkoholvergiftung; auch im Rahmen des Entzugs kann es zu depressiven Verstimmungen kommen, die sich ohne spezifische Therapie in wenigen Tagen zurückbilden.

Schwierig ist oft auch die Unterscheidung zwischen Persönlichkeitsstörungen und alkoholtoxischen Wesensänderungen, die durch eine Entdifferenzierung der Persönlichkeit, Affektlabilität und Einschränkungen der Impulskontrolle geprägt sind und leicht als Borderline-Persönlichkeitsstörungen fehldiagnostiziert werden.

Entsprechend sollte die Diagnose psychiatrischer Begleiterkrankungen im Verlauf immer wieder kritisch überprüft werden.

Aufgrund dieser diagnostischen Probleme weisen die Literaturangaben zur Prävalenz psychiatrischer Zusatzdiagnosen eine teilweise enorme Schwankungsbreite auf. Dabei wird die Interpretation der Studien und ihre Vergleichbarkeit zusätzlich erschwert durch die Heterogenität der untersuchten Stichproben und der diagnostischen Instrumente (Schuckit und Hesselbrock 1994); Jung (1996) warnt in diesem Zusammenhang sogar ausdrücklich vor der Gefahr einer Überdiagnostizierung.

Insgesamt ergibt sich bei kritisch-zurückhaltender Würdigung der Literatur der Eindruck, dass Alkoholabhängige im Vergleich zur Normalbevölkerung eine etwas erhöhte Lebenszeitprävalenz an psychiatrischen Störungen aufweisen; dabei sind Frauen vor allem von Angst- und affektiven Störungen betroffen, während bei Männern die antisoziale Persönlichkeitsstörung dominiert.

Im folgenden soll auf die in der Literatur wie im klinischen Alltag am häufigsten vertretenen Zusatzdiagnosen kurz eingegangen werden:

Angststörungen sind, wie schon erwähnt, für Patienten wie Untersucher oft kaum von Entzugssymptomen (die bei einem protrahierten Entzugssyndrom unter Umständen noch Monate nach einer Entgiftung fortbestehen können) zu unterscheiden; die Prävalenzraten in der Literatur variieren zwischen 1 und 69 %, während Schuckit und Hesselbrock (1994) in einer kritischen Metaanalyse lediglich für generalisierte Angststörungen, Panikstörungen und die soziale Phobie eine gegenüber der Normalpopulation leicht erhöhte Häufigkeit ermittelten. Eine analoge Situation besteht bei den *depressiven Störungen:*

Auch hier sind Intoxikations- und Entzugserscheinungen, reaktive depressive Verstimmungen und Schuldgefühle sehr oft nicht gegen eigenständige depressive Störungen abzugrenzen. Entsprechend ist die Varianz der in der Literatur angegebenen Häufigkeit ähnlich hoch wie bei den Angststörungen; sie reicht (in Abhängigkeit vom Untersuchungszeitpunkt) von 27 bis 85 %.

Aus dem Bereich der Persönlichkeitsstörungen liegen Befunde vor allem zur antisozialen Persönlichkeitsstörung (mit Prävalenzraten zwischen 34 und 52 %) und zur Borderline- Persönlichkeitsstörung (mit Prävalenzraten zwischen 17 und 28%) vor. In diesem Bereich besteht unter diagnostischem Aspekt das Problem, dass die Alkoholabhängigkeit in ihrem Verlauf zu einer Reihe dissozialer Verhaltensweisen führen kann; andererseits zählen selbstschädigende Verhaltensweisen und Substanzmißbrauch zu den Diagnosekriterien einer Borderline-Störung.

Bisher weniger beachtet und untersucht sind Abhängige, Selbstunsichere und Selbstschädigende Persönlichkeitsstörungen, die zumindest in manchen Patientenkollektiven deutlich häufiger auftreten als in der Normalbevölkerung (Burtscheidt et al. 1999).

Für das gemeinsame Auftreten von Alkoholismus und *schizophrenen Erkrankungen* hat sich inzwischen die Bezeichnung Dual Diagnosis bzw. Doppeldiagnose eingebürgert: Bei der Untersuchung von Alkoholiker-Kollektiven fanden sich für schizophrene Erkrankungen Prävalenzraten von 2 bis 7 %, während in Stichproben schizophrener Patienten für Alkoholsucht und Alkoholmissbrauch Häufigkeiten zwischen 12 und 35 % ermittelt wurden. Offensichtlich wird Alkohol wegen seiner angstlösenden, schlaffördernden und teilweise antipsychotischen Wirkung von diesen Patienten im Rahmen einer Selbstmedikation eingesetzt (hier scheinen besonders Männer mit chronisch produktiven Verläufen betroffen).

Tabelle 1.1 fasst diese Zahlen zusammen; Literaturübersichten zur Komorbidität finden sich bei Jung 1996 und Soyka 1995.

Tabelle 1.1. Psychiatrische Komorbidität bei Alkoholabhängigen

Diagnose	Prävalenz
Depressive Störungen	27-85 %
Angststörungen	1-69 %
Borderlinepersönlichkeitsstörung	17-28 %
Antisoziale Persönlichkeitsstörung	34-52 %
Schizophrenie	2-7 %

1.4 Alkoholtoxische Hirnfunktionsstörungen

Die ICD 10 führt hier mit dem Amnestischen Syndrom und den durch Alkohol bedingten Restzuständen schwere Beeinträchtigungen der mnestischen und intellektuellen Funktionen und der Affektivität auf, die in der Alltagspraxis kaum diagnostische Schwierigkeiten bereiten und zudem in der psychotherapeutischen Praxis kaum in Erscheinung treten (s. u.).

Dagegen werden leichtere und unter Abstinenz zumindest partiell reversible Störungen, die in ihrer Ausprägung nicht die Kriterien des Restzustands erfüllen, in der ICD 10 nicht berücksichtigt und in der klinischen Realität oft übersehen oder fehlinterpretiert. Grant et al. (1987) schlugen als Bezeichnung für diese alkoholtoxisch bedingten Psychosyndrome die Bezeichnungen intermediäre oder subakute Störungen vor.

1.4.1 Subakute Beeinträchtigungen der Hirnfunktion

Mit bildgebenden Verfahren (CCT und MRT) und geeigneten testpsychologischen Untersuchungsinstrumenten lassen sich bei Alkoholkranken in einem hohen Prozentsatz (bei den Hirnleistungsstörungen reichen die Raten in Abhängigkeit vom untersuchten Kollektiv und den eingesetzten Instrumenten von 30 bis 85 %) präfrontal betonte Hirnatrophien und korrespondierende Einschränkungen der Hirnfunktionen nachweisen (Übersichten bei Mann u. Dengler 1995 und Günthner u. Mann 1995).

Über die zumindest partielle Reversibilität dieser Defizite unter Abstinenz besteht in der Literatur weitgehend Übereinstimmung, allerdings sind die Befunde zur Geschwindigkeit der Rückbildung inkonsistent: So scheinen sich im hirnmorphologischen Bereich die wesentlichen Veränderungen in den ersten Monaten nach Absetzen des Alkohols zu ereignen, während sich Rückbildungen der Hirnleistungseinschränkungen nach den vorliegenden Befunden über bis zu vier Jahre erstrecken.

Frauen und Männer sind trotz unterschiedlicher Dauer und Höhe des Konsums in gleichem Maße betroffen; eindeutige Korrelationen mit der Dauer der Abhängigkeit und der konsumierten Dosis ergeben sich nicht, so dass die individuelle Empfindlichkeit gegenüber kontinuierlicher Alkoholzufuhr der für die Entwicklung und Ausprägung der morphologischen Defizite entscheidende Faktor zu sein scheint, wobei Frauen offensichtlich eine erhöhte Vulnerabilität aufweisen.

In den neuropsychologischen Testuntersuchungen zeigen sich vor allem Beeinträchtigungen in den Bereichen des Gedächtnisses, des Erlernens neuen Materials, der räumlichen Wahrnehmung, des Abstrahierens und der Problemlösung, der perzeptuellen und motorischen Geschwindigkeit sowie der Effizienz und der Geschwindigkeit der Informationsverarbeitung.

Bisher nur wenig untersucht ist die Übertragbarkeit dieser Befunde auf die Leistungsfähigkeit der Betroffenen im Alltagsleben und in der therapeutischen Situation; klinisch scheinen sie vor allem gekennzeichnet durch

- Defizite im Bereich der mnestischen Funktionen
- Einschränkungen der Konzentration und Aufmerksamkeit
- rasche Erschöpfbarkeit
- Minderung des Kritikvermögens
- Reduktion der affektiven Schwingungsfähigkeit und eine Tendenz zur Affektlabilität.

Praktische Relevanz kommt diesen Befunden in doppelter Hinsicht zu:

Zum einen weisen sie darauf hin, dass ein großer Teil der Patienten schon aufgrund hirnorganischer Einschränkungen von den vorhandenen Behandlungsangeboten innerhalb der etablierten/von den Kostenträgern vorgegebenen kurzen Therapiefristen nicht ausreichend zu profitieren vermag.

Zum anderen kann es (mit fatalen Folgen) in der therapeutischen Praxis erhebliche Schwierigkeiten bereiten, alkoholtoxisch bedingte Beeinträchtigungen und Affektveränderungen gegen Widerstandsphänomene oder die Auswirkungen schwerer Persönlichkeitsstörungen zu differenzieren.

1.4.2 Amnestisches Syndrom (Korsakowsyndrom)

Seine Sonderstellung verdankt das Korsakowsyndrom, dessen Häufigkeit bei chronischen Alkoholikern mit 3 - 5 % angegeben wird, seinem meist akuten Beginn und dem klassischen Symptomkomplex aus schwerster Beeinträchtigung des Altgedächtnisses, der Merkfähigkeit und der Orientierung. Dazu treten oft Defizite im Bereich der Auffassung, der Perzeption und der Intelligenz, eine affektive Nivellierung sowie eine Antriebsminderung.

Pathologisch-anatomisch imponieren bilateral symmetrische Degenerationen im medialen Zwischenhirn, die den Veränderungen bei der Wernicke-Encephalopathie entsprechen.

Die Ursache ist weiterhin nicht vollständig aufgeklärt, diskutiert wird eine Kombination aus Thiaminmangel und direkter alkoholtoxischer Hirnschädigung.

1.4.3 Durch Alkohol bedingte Restzustände

Die ICD 10 führt in dieser Kategorie als von einander getrennte Störungen die alkoholbedingte Demenz, die Persönlichkeitsveränderung (im Sinne einer kritiklos-adynamen Verflachung) sowie Veränderungen der Affektivität (im Sinne der Nivellierung) auf.

Klinisch bilden diese Störungen eine kaum differenzierbare Einheit, da die genannten Veränderungen in aller Regel kombiniert auftreten. Ursächlich ordnen manche Autoren sie dem Korsakowsyndrom zu, während andere sie als Endstadien einer chronischen diffusen alkoholtoxischen Hirnschädigung auffassen.

Pharmakologische Interventionsmöglichkeiten stehen für keins der Störungsbilder dieser Gruppe zur Verfügung. Soziotherapeutische Programme zielen auf eine Verbesserung der Alltagsbewältigungskompetenz; neuropsychologische

Trainingsverfahren haben eine Verbesserung der kognitiven und mnestischen Funktionen zum Ziel. Allerdings berechtigt die Begrenztheit der Interventionsmöglichkeiten keineswegs zu therapeutischem Nihilismus: tatsächlich sind unter diesen Maßnahmen und konsequenter Abstinenz bei einer ausreichend langen Behandlungszeit von 6 bis 12 Monaten zumindest in einem Teil der Fälle eindrückliche Befundbesserungen zu verzeichnen.

2 Therapieforschung

Kritische Übersichtsarbeiten bzw. Metaanalysen zu den vorliegenden therapiebezogenen Studien im Bereich der Suchtforschung finden sich u.a. bei Fichter und Frick (1992) und Süß (1995).

Angesichts der sehr eingeschränkten Aussagekraft und Vergleichbarkeit vieler Arbeiten schlagen diese Autoren methodische Standards für die Durchführung von Therapiestudien vor, die sich insbesondere auf die Erfassung möglichst repräsentativer, ausreichend beschriebener Stichproben, die Entwicklung kontrollierter, randomisierter Designs und die Organisation adäquat aussagekräftiger Katamnesen beziehen.

Neben methodischen Problemen wird die Übertragbarkeit der Ergebnisse der überwiegend aus dem US-amerikanischen Raum stammenden Untersuchungen auf westeuropäische Verhältnisse erheblich durch die bestehenden Unterschiede in der kulturellen und sozialen Infrastruktur, der Mentalität und der Struktur und Ideologie der Versorgungssysteme beeinträchtigt. Dazu kommt, dass Studien aus dem angloamerikanischen Sprachraum oft Probanden, die lediglich einen schädlichen Substanzgebrauch betreiben, einbeziehen und statt völliger Abstinenz eine Verminderung der Alkoholdosis oder der Trinktage als Outcome-Variable definieren. In diesem Kontext beklagt Süß explizit den im Vergleich zu den USA eklatanten Mangel an experimentellen Untersuchungen aus dem deutschsprachigen Bereich.

2.1 Setting

So liegen zur Frage, welche Patienten eher von ambulanten bzw. von stationären Behandlungsprogrammen profitieren, (also zu den Kriterien einer *differentiellen Zuweisung*) nur vereinzelte empirische Befunde ohne eindeutige Ergebnisse vor (Pettinati et al. 1993); dasselbe gilt für die Einschätzung des Vermögens von Patienten, ambulante Therapiemaßnahmen regulär zu beenden und von ihnen ausreichend zu profitieren. Auch hier existieren bisher nur wenige und in ihren Ergebnissen uneinheitliche Studien, die vor allem die Vorhersagekraft von Mißbrauchsmustern, soziodemographischen Variablen und Behandlungsmerkmalen untersuchten (Leigh et al. 1984, Noel et al. 1987, Mammo u. Weinbaum 1993, Duckert 1993).

Zusammenfassend zeigten dabei jüngere (in einigen Studien vor allem weibliche), sozial schlechter integrierte Abhängige mit antisozialen Zügen, die den Konsum vergleichsweise größerer Alkoholmengen angaben, eine höhere Tendenz zum vorzeitigen Abbruch ambulanter Therapieprogramme. Prognostisch ungünstige Behandlungsmerkmale scheinen niedrige Anzahl und Frequenz von Therapiesitzungen darzustellen. Andererseits konnten McKay et al. (1997) Unterschiede zwischen nach den Kriterien der amerikanischen Fachgesellschaft korrekt bzw. inkorrekt dem jeweiligen Behandlungsverfahren zugeordneten Patienten im Therapieverlauf nicht bestätigen.

Auch die unterschiedlichen Effekte von *Gruppen- und Einzeltherapie* (Graham et al. 1996) und der Einfluss der *therapeutischen Beziehung* (Connors et al. 1997, Ojehagen et al. 1997) waren nur vereinzelt Gegenstand experimenteller Überprüfung (ohne dass sich dabei eindeutige Korrelationen mit dem Behandlungsergebnis ergaben).

Ebenso ungeklärt ist bisher auch die Frage nach der notwendigen *Dauer* therapeutischer Maßnahmen; hierzu liegen bisher nur indirekte Befunde vor: So kommen die Autoren der deutschen MEAT-Studie (Küfner u. Feuerlein 1988) an den Patienten stationärer Langzeitprogramme zu dem Schluss, dass schwerer beeinträchtigte Abhängige eher von längerfristigen Behandlungen profitierten. Im ambulanten Bereich ergaben sich im Projekt MATCH (1997) unter relativ niederfrequenten dreimonatigen Programmen Abstinenzraten im Größenbereich der statistisch zu erwartenden Spontanabstinenz (s. den Abschnitt 2.3 in diesem Kapitel). Dagegen lagen in einer eigenen Untersuchung (Burtscheidt et al. 1999) die Abstinenzquoten nach sechsmonatiger ambulanter Verhaltenstherapie im Bereich mehrmonatiger stationärer Therapiemaßnahmen.

2.2 Therapieverfahren

Was die Therapieverfahren betrifft, liegen zur Wirksamkeit der gerade im deutschsprachigen Raum weit verbreiteten tiefenpsychologischen Ansätze empirische Untersuchungen nur vereinzelt vor; dagegen ist die Effizienz von verhaltenstherapeutischen Methoden inzwischen international durch eine Reihe von Studien belegt.

Meist wurden dabei übende Verfahren im Sinne des sozialen Kompetenztrainings oder der Rückfallprävention eingesetzt und mit der in den USA weit verbreiteten Technik der Interaktionellen Therapie (bzw. mit in Anlehnung an die Ideologie der Anonymen Alkoholiker entwickelten Verfahren) verglichen (z.B. Monti et al. 1990, Kadden et al. 1992, Litt et al. 1992, Jaffe et al. 1996). Auch zur Wirksamkeit kognitiv-behavioraler Ansätze (Beck et al. 1993) liegt inzwischen eine Reihe vergleichender Untersuchungen vor (Rohsenow et al. 1991, Fisher und Bentley 1996, Graham et al. 1996).

2.3 Prädiktoren des Therapieverlaufs

Die vorliegenden prospektiven Verlaufsstudien bei Alkoholkranken konzentrieren sich überwiegend auf die Evaluierung der *prädiktiven Valenz* (also der Vorhersagekraft) soziodemographischer Merkmale, des bisherigen Behandlungsverlaufs und des Suchtverhaltens. Aus dem deutschen Sprachraum ist hier vor allem die Münchner Evaluation der Alkoholismustherapie (MEAT) zu nennen (Feuerlein u. Küfner 1989), die in einer multizentrischen Studie 1410 Patienten aus stationären Entwöhnungsprogrammen über 4 Jahre katamnestisch verfolgte.

Im Detail sind die Ergebnisse dieser Verlaufsstudien heterogen und widersprüchlich; insgesamt scheint eine zwar signifikante, aber schwache positive Korrelation zwischen ungefährdeter, höherer sozialer Stellung und noch erhaltener familiärer Integration und den Zielkriterien Abstinenz resp. Reduktion der Alkoholdosis zu bestehen.

Zur prädiktiven Bedeutung patientenbezogener Variablen im engeren Sinn liegt eine Reihe von Untersuchungen vor. Danach zeigen Studien zum Einfluss von Persönlichkeitsmerkmalen und subjektiver Befindlichkeit (erhoben mittels Persönlichkeitsinventaren und Selbsteinschätzungsinstrumenten) zwar durchgängig pathologische Werte in den entsprechenden Skalen, die aber im Behandlungsverlauf eine deutliche Normalisierungstendenz zeigten und nicht eindeutig mit der Outcome-Variable Abstinenz korrelierten (Conley u. Prioleau 1983, Feuerlein u. Küfner 1989, Beasley et al. 1991).

Zunehmende Beachtung hat in den letzten Jahren der Komplex der Komorbidität mit psychiatrischen Erkrankungen und damit verbunden das Thema des *Patient Treatment Matching* (im Sinne einer optimierten Anpassung von Patienten- und Therapiemerkmalen) erfahren:

Dabei richtet sich, während die Bedeutung von Angststörungen (Schuckit u. Hesselbrock 1994) und depressiver Symptomatik (Brown et al. 1995) sowohl bezüglich ihrer Prävalenz wie ihrer prognostischen Relevanz weiterhin kritisch diskutiert wird, die Aufmerksamkeit vor allem auf Störungen auf der Achse II des DSM und dort insbesondere auf die *Antisoziale Persönlichkeitsstörung* (Nurnberg et al. 1993, Ross 1995, Tomasson u. Vaglum 1995, Morgenstern et al. 1997) bzw. auf die diesem Störungsbild phänomenologisch entsprechenden Subtypologien von Alkoholabhängigen, wie sie Babor et al. (1992), Cloninger et al. (1993), Schuckit (1996) und Yoshino und Kato (1996) beschrieben und auf ihre prädiktive Valenz hin untersucht haben.

Die hohe Prävalenz der Antisozialen Persönlichkeitsstörung und entsprechender Subtypologien bei Alkoholabhängigen und ihre negativen Auswirkungen auf die therapeutische Erreichbarkeit und den Verlauf können so inzwischen als gut belegt angesehen werden.

Ausgehend von diesen Befunden legten Kadden et al. (1989), Cooney et al. (1991) und Litt et al. (1992) eine Serie von Arbeiten zur experimentellen Überprüfung der prädiktiven Funktion antisozialer Persönlichkeitsmerkmale bei Alkoholikern vor; dabei zeigte sich, dass Patienten mit solchen Zügen eher von einem sozialen Kompetenztraining profitierten als von Interaktioneller Therapie (was die Autoren wesentlich mit der höheren Strukturiertheit des Kompetenztrainings begründeten), während Abhängige ohne solche Eigenschaften (und auch kognitiv beeinträchtigte Probanden: Cooney et al. 1991) sich tendenziell im umgekehrten Sinn verhielten. Longabaugh et al. (1994) bestätigten diese Ergebnisse in einem analogen Studiendesign.

Darüberhinaus wurden die prädiktive Valenz alkoholtoxischer hirnorganischer Beeinträchtigungen und ihre Funktion als Kriterium einer differentiellen Therapieindikation bisher allerdings nur selten und mit inkonsistenten Ergebnissen untersucht (Jaffe et al. 1996, Deckel u. Hesselbrock 1996). In einer eigenen Untersuchung (Wölwer et al. 2000) konnte eine Korrelation zwischen neuropsychologischen Funktionsdefiziten und Rückfällen in den ersten 3 Monaten nach Entgiftung dargestellt werden.

Im Gegensatz zu den bisher referierten Untersuchungen konnte im Projekt MATCH (1997), der größten bisher je durchgeführten Psychotherapiestudie, in deren Verlauf 1726 ambulant bzw. stationär behandelte Alkoholabhängige randomisiert drei differenten Therapiearmen zugewiesen wurden (sozialem Kompetenztraining, einer Motivationstherapie sowie einem Programm zur Anbindung an die Gemeinschaft der Anonymen Alkoholiker) keine der in der Literatur bisher untersuchten Variablen in ihrer prädiktiven Potenz bestätigt werden. Hierzu ist allerdings einschränkend anzumerken, dass diese Untersuchung, soweit sich dies aus den publizierten Informationen schließen läßt, erhebliche methodische Mängel im Bereich der Rekrutierung, der eingesetzten Therapieverfahren und deren Vergleichbarkeit aufweist. So wurden in die Studie sowohl manifest Abhängige wie Patienten mit einem chronischen Missbrauch aufgenommen. Zudem erstreckten sich die Therapieverfahren nur über drei Monate (was den Verdacht nahelegt, dass unspezifische supportive Faktoren spezifische Therapieeffekte, die sich in diesem Zeitraum noch nicht entfalten konnten, überdeckten), während sie sich gleichzeitig teilweise erheblich in ihrer Intensität und der Anzahl der Therapiesitzungen unterschieden.

2.4 Verlauf und Prognose

Studien zum Spontan- und Behandlungsverlauf des Alkoholismus sind mit erheblichen methodischen Schwierigkeiten verbunden und aufgrund unterschiedlicher Stichprobencharakteristik, Untersuchungsmethoden, Beobachtungszeiträume und Erfolgskriterien nur sehr bedingt vergleichbar. Orientierend kann etwa von folgenden Anhaltszahlen ausgegangen werden (Lit. bei Wetterling u. Veltrup 1997):

Für den Spontanverlauf ohne therapeutische Intervention werden Remissionsraten von 2 bis 20 % angegeben; für die alleinige Entgiftung liegen die Abstinenzwerte zwischen 9 und 20 %. Für ambulante längerfristige Therapieverfahren werden Quoten zwischen 20 und 40 % berichtet, während für mehrmonatige stationäre Langzeitbehandlungen Abstinenzraten zwischen 40 und 60 %

ermittelt wurden. So konnten in der deutschen MEAT-Studie (Küfner u. Feuerlein 1988) 46 % der Patienten stationärer Langzeittherapieeinrichtungen während des gesamten vierjährigen Katamnesezeitraums die Abstinenz aufrecht erhalten. Tabelle 2.1 fasst diese Zahlen zusammen.

Einschränkend ist angesichts der letztgenannten günstigen prognostischen Befunde allerdings zu bemerken, dass solche Langzeitmaßnahmen nach Schätzungen jährlich nur von etwa 1 % der Betroffenen in Anspruch genommen werden.

Bedeutsam in diesem Kontext ist natürlich auch die Frage nach der möglichen Rückkehr zu kontrolliertem Trinkverhalten; auch hier liegen nur wenige und meist mit erheblichen methodischen Problemen belastete Studien vor:

Während Vaillant (1996) über Raten von 11 % berichtete, konnten in der oben erwähnten MEAT-Studie nur 2,6 % der Patienten über den 4-jährigen Beobachtungszeitraum hinweg ein kontrolliertes Trinkverhalten durchgängig aufrecht erhalten. Faktoren, die es ermöglichen würden, solche Patienten bereits zu Behandlungsbeginn zu erfassen, konnten bis heute nicht identifiziert werden.

Tabelle 2.1. Prognose der Alkoholabhängigkeit

Therapieverfahren	Abstinenzraten
Entgiftung ohne weitere Therapie	9-20 %
ambulante Psychotherapie	20-40 %
stationäre Langzeitbehandlung	40-60 %
Spontanremission	2-20 %
Rückkehr zu kontrolliertem Trinken	2.6-11 %

2.5 Zusammenfassung

Insgesamt lassen sich so aus den bisher vorliegenden Ergebnissen der Therapieforschung nur begrenzt Richtlinien für die therapeutische Praxis und insbesondere für die Zuweisung von Patienten zu bestimmten Behandlungsformen (im Sinne einer differentiellen Therapieindikation) ableiten; dies gilt für die Entscheidung zwischen ambulantem und stationärem Setting ebenso wie für die Wahl zwischen Einzel- und Gruppentherapie, die Bestimmung der notwendigen Behandlungsdauer und die Auswahl der Behandlungsverfahren:

Als konsistent empirisch belegt gelten können aktuell die allgemeine Wirksamkeit motivationaler Kurzinterventionen (s. Kapitel 7), des sozialen Kompetenztrainings und der kognitiven Therapie. Allerdings konnten Subgruppen, die eher von dem einen als den jeweils anderen Verfahren profitieren, bisher nicht identifiziert werden.

Was die Behandlungsdauer betrifft, scheinen nach den vorliegenden Befunden im stationären Bereich stärker gestörte Patienten eher aus längerfristigen Behandlungen Nutzen zu ziehen; im ambulanten Sektor ergaben sich nach 3monatigen Therapieprogrammen Abstinenzraten, die denen nach einer Entgiftung ohne weiterführende Maßnahmen entsprachen. Eine Verdoppelung der Therapiezeit führte zu einer erheblichen Verbesserung dieser Quote; wieweit sich durch weitere Verlängerungen der Behandlung diese Erfolgsrate noch steigern lässt, ist bisher empirisch nicht untersucht.

Darüber hinaus zeichnet sich ab, dass jüngere, sozial schlechter integrierte und mit einer Borderlinestörung oder einer Antisozialen Persönlichkeitsstörung belastete Abhängige bei prinzipiell relativ ungünstiger Prognose eher von intensiveren und hochstrukturierten Behandlungsprogrammen zu profitieren scheinen.

Noch uneinheitlich ist die Befundlage bezüglich des prognostischen Einflusses alkoholbedingter hirnorganischer Beeinträchtigungen. Erste Untersuchungsbefunde weisen auf eine Korrelation zwischen alkoholtoxischen Hirnfunktionsstörungen und Rückfälligkeit in den ersten Monaten nach der Entgiftung hin.

3 Versorgungssystem und Therapieverlauf

Der Orientierung halber folgt die Darstellung des Versorgungssystems und des idealtypischen Behandlungsverlaufs dem von Feuerlein (1989) formulierten Prinzip der *Therapiekette*. Danach gliedert sich der Behandlungsverlauf in vier konsekutive Abschnitte:

3.1 Motivationsphase

In der Kontakt- und Motivationsphase geht es um die Entwicklung von Einsicht in das Schädigende und Krankhafte des Suchtmittelkonsums, um die Förderung der Bereitschaft zu Veränderungen des Trinkverhaltens, um die Entwicklung der Akzeptanz fremder Hilfe und schließlich um die Unterstützung bei der konkreten Umsetzung dieser Veränderungen.

Allerdings nehmen Abhängige während dieses Zeitraums kaum Kontakt zu spezifischen Hilfs- und Therapieeinrichtungen auf: So werden (John et al. 1996) in dieser Phase niedergelassene Nervenärzte, Psychotherapeuten, Suchtberater und Selbsthilfegruppen nur von 5 bis 10 % der Betroffenen in Anspruch genommen. Dagegen unterhalten bis zu 75 % der Abhängigen in dieser Zeit Kontakt zu niedergelassenen Ärzten somatischer Fachrichtungen oder werden in nichtpsychiatrischen Kliniken behandelt.

Obwohl die motivationsfördernde Wirkung gezielter Kurzinterventionen durch den Hausarzt oder geeignetes Klinikpersonal (in Form sachlicher Information und Beratung und vorsichtiger Anregung zur Selbstexploration) inzwischen gut belegt ist (John et al. 1995, Miller 1996, s. auch Kapitel 7 dieses Buches), werden die in diesen Kontakten liegenden Chancen bisher offensichtlich kaum genutzt: So schrieben nur 2 % einer Gruppe von abstinent lebenden Alkoholikern retrospektiv ihrem Hausarzt eine relevante Rolle in ihrem Therapieverlauf zu; auch entsprechende Konzepte für die klinische Konsiliar- und Liaisontätigkeit wurden bisher nur im Rahmen von Modellprojekten umgesetzt. Im Durchschnitt vergehen daher weiter bis zu 10 Jahre, ehe Abhängige den Kontakt zum professionellen Hilfesystem herstellen.

3.2 Entgiftung

Die Begriffe Entgiftung bzw. Entzug bezeichnen primär den Vorgang der physischen Detoxifikation; allerdings zielen die therapeutischen Intentionen in dieser Phase über die Überwachung des körperlichen und psychischen Befunds und die evtl. erforderliche Behandlung von Entzugssymptomen hinaus wesentlich auf die weitere Festigung der Krankheitseinsicht und die Entwicklung von Motivation zur Inanspruchnahme weiterführender Hilfs- und Therapiemöglichkeiten ab.

Im Unterschied zum angloamerikanischen Raum werden solche Behandlungen in Deutschland, Österreich und der Schweiz überwiegend im stationären Rahmen durchgeführt; ob (bzw. unter welchen Voraussetzungen) Entgiftungen im ambulanten Setting verantwortbar und praktisch durchführbar sind, wird in der Fachwelt derzeit noch kontrovers diskutiert. Dabei sprechen für die Entgiftung in der (psychiatrischen) Klinik neben der besseren Möglichkeit zur Erkennung und Behandlung bedrohlicher Entzugskomplikationen das Erleben der Unterstützung durch gleichbetroffene Mitpatienten und die Möglichkeit intensiverer psychotherapeutischer Interventionen. Andererseits stellt die Hospitalisierung (und insbesondere die Aufnahme in einer psychiatrischen Klinik) offensichtlich für viele Abhängige gerade in frühen Stadien der Suchtkarriere eine erhebliche psychologische Schwelle dar.

Die Maßnahmen werden in der Regel im Gruppensetting unter Einsatz psychagogischer, soziotherapeutischer und verhaltenstherapeutischer Techniken durchgeführt; die Therapiedauer beträgt im Regelfall 2 bis 3 Wochen, wobei diese zeitliche Beschränkung weniger auf fachlichen Überlegungen als auf Vorgaben der Kostenträger beruht. (Die Beschreibung eines solchen Stationsprogramms findet sich bei Stetter und Axmann-Krcmar 1996.)

3.3 Entwöhnung

Das Therapieziel der Entwöhnungsphase besteht in der Festigung der Motivation zur Aufrechterhaltung der erreichten Abstinenz und in der Bearbeitung suchterhaltender Konflikte, Defizite und psychiatrischer Begleiterkrankungen.

Dabei weist das deutsche Versorgungssystem zwei einzigartige Besonderheiten auf:

Zum einen besteht ein Kostenträgersplitting, nach dem stationäre Entgiftungen und kurzfristige Kriseninterventionen von den Krankenkassen getragen werden, während Entwöhnungsbehandlungen in die Zuständigkeit der Rentenversicherer fallen und (analog zu Kuren im somatischen Bereich) als Rehabilitationsmaßnahmen zur Sicherung bzw. Wiederherstellung der Erwerbsfähigkeit gelten, die vor Behandlungsbeginn in einem relativ zeitaufwendigen Verfahren vom Rententräger genehmigt werden müssen. Direkte Übergänge aus der Entgiftung in die Entwöhnungsbehandlung sind so nur unter bestimmten Ausnahmebedingungen möglich.

Zum anderen finden Entwöhnungsbehandlungen (obwohl durch die Kostenträger bereits 1992 die Möglichkeit eröffnet wurde, solche Maßnahmen auch ambulant durchzuführen) in der Bundesrepublik weiterhin ganz überwiegend im stationären Rahmen statt. Dabei kombiniert das Therapieprogramm der oft in größer Entfernung von den Ballungsgebieten in Kurorten angesiedelten Suchtfachkliniken in der Regel (Übersicht bei Küfner 1997) in eklektischer Weise tiefenpsychologisch orientierte, verhaltenstherapeutische und systemische Ansätze (vertreten sind aber auch Bestandteile anderer Therapierichtungen) und ergänzt sie durch den Einsatz von Entspannungsübungen und extraverbalen Verfahren wie Bewegungs-, Musik-, Beschäftigungs- und Arbeitstherapie.

Die Therapiezeiten im stationären Bereich liegen zwischen etwa 6 Wochen und 6 Monaten; während sie lange sehr schematisch festgesetzt wurden, setzt sich inzwischen auch unter dem Druck der Kostenträger eine Tendenz zur Flexibilisierung und damit verbunden zur Verkürzung der Behandlungsdauer durch. Ambulante Rehabilitationsmaßnahmen können nach den Vereinbarungen mit den Rentenversicherern maximal etwa 100 Therapieeinheiten umfassen und sich über 18 Monate erstrecken; Kombinationen zwischen stationärer und ambulanter Behandlung oder tagesklinische Therapieprogramme befinden sich aktuell erst im Modellstadium.

3.4 Nachsorge

Die Nachsorge schließlich soll der Stabilisierung der Abstinenz und der erreichten Therapieergebnisse sowie der Reintegration ins Alltagsleben dienen:

Neben Klinikambulanzen, betrieblichen Suchtkrankenhelfern, Beratungsstellen und (allerdings nur vereinzelt) niedergelassenen Psychotherapeuten spielen hier die *Selbsthilfegruppen* eine wesentliche Rolle, die in der Bundesrepublik zumindest in den Großstädten ein flächendeckendes Angebot etabliert haben.

Nach der klinischen Erfahrung kann davon ausgegangen werden, dass diese Stabilisierung der Abstinenzerhaltung und die Etablierung der damit verbundenen Veränderungen des Lebensstils sich in der Regel über einen Zeitraum von 2 bis 3 Jahren erstrecken.

Die fachliche Kritik an diesem Versorgungssystem, das in Tabelle 3.1 schematisch dargestellt ist, richtet sich vor allem gegen die willkürliche, empirisch nicht begründete, Beschränkung der Behandlungszeiten und gegen seine rigide Unflexibilität (insbesondere gegen die künstliche Trennung von Entgiftung und Entwöhnung), die eine individualisierte, am Bedarf des jeweiligen Patienten orientierte Therapieplanung ebenso behindert wie sinnvoll gestufte Übergänge und Verzahnungen zwischen stationärem und ambulantem Setting.

Gleichzeitig suggeriert das Bild der Therapiekette, dass der Therapieprozess im Regelfall linear verläuft: Tatsächlich überwiegen in der klinischen Realität zirkuläre oder spiralförmige Entwicklungen; in den Suchtabteilungen der Kliniken verfügen in der Regel mehr als 50 % der Patienten über Erfahrungen mit vorangegangenen stationären Behandlungen. Den therapeutischen Bedürfnissen dieser Gruppe wird das aktuelle System, das Rückfälle zumindest implizit weiterhin als therapeutisches Versagen (bzw. als Scheitern des Patienten) und nicht als integrales Element des Behandlungsprozesses begreift, nur begrenzt gerecht.

Schließlich erreicht das Versorgungssystem nach den vorliegenden Schätzungen nur etwa 25 % aller Süchtigen; an stationären Entwöhnungsmaßnahmen nehmen jährlich nur etwa 1 % der Betroffenen teil: Besonders niedrig erscheint die Akzeptanz der etablierten Therapieangebote bei Patienten, die sich noch in frühen Stadien der Suchtentwicklung befinden, und bei der Gruppe der chronisch depravierten Alkoholiker.

Tabelle 3.1. Idealtypischer Behandlungsverlauf bei Alkoholabhängigkeit

Motivationsphase	Entwicklung von Krankheitseinsicht und Bereitschaft zur Behandlungsaufnahme (durchschnittlich 6 Jahre bei weiblichen, 10 Jahre bei männlichen Alkoholkranken)
Entgiftung	Medizinische Überwachung und ggfs. Behandlung der Entzugssymptomatik; Motivation zur Aufnahme weiterführender therapeutischer Maßnahmen (2 bis 3 Wochen)
Entwöhnung	Psychotherapeutische Bearbeitung suchterhaltender Verhaltensstrategien und psychiatrischer Begleiterkrankungen (stationär 6 bis 16 Wochen, ambulant 18 Monate)
Nachsorge	Reintegration in die Alltagsrealität, Umsetzung und Stabilisierung der Therapieergebnisse (2 bis 3 Jahre)

4 Diagnose der Alkoholabhängigkeit

Da in der Diagnostik und Behandlung von Suchterkrankungen auch primär psychotherapeutisch ausgerichtete Psychologen und Ärzte immer wieder mit körperlichen Symptomen, Folgekrankheiten und Laborwertveränderungen konfrontiert sind, soll diese Thematik hier ausführlicher dargestellt werden:

Betont werden muss, dass eindeutig beweisende Befunde oder Befundkonstellationen für die Diagnose einer Alkoholabhängigkeit nicht existieren. Nach Ausschluss aller möglichen anderen Ursachen läßt sich zwar aus internistischen und neurologischen Befunden und Labordaten mit hoher Wahrscheinlichkeit auf die chronische Einnahme von Alkohol in hohen Dosen als Ursache pathologischer Untersuchungsbefunde schließen. Die Klärung der klinisch entscheidenden Frage, ob ein chronischer Konsum, ein schädlicher Gebrauch oder eine Abhängigkeit vorliegt, läßt sich auf dieser Basis aber nicht beantworten. Dies führt insbesondere bei Patienten in frühen Stadien der Abhängigkeit oft zu erheblichen diagnostischen Schwierigkeiten.

Allerdings ergibt sich im klinischen Alltag, der vorwiegend mit Patienten im fortgeschrittenen Erkrankungsstadium konfrontiert, die Diagnose der Alkoholabhängigkeit in der Regel ohne Schwierigkeiten aus der Zusammenfassung folgender Informationen und Befunde:

4.1 Psychopathologische Symptomatik

Der psychische Befund ist in den Anfangsstadien der Abhängigkeit unauffällig; mit zunehmender alkoholtoxischer Schädigung des ZNS wird er von affektiver Nivellierung, Antriebsverlust und Einschränkungen der intellektuellen und mnestischen Funktionen geprägt.

4.2 Anamnese

Entscheidend sind nicht die Angaben über Trinkmengen, sondern Hinweise auf pathologisches Trinkverhalten, eine Einengung der Lebensführung auf den Suchtmittelkonsum sowie bereits eingetretene schädliche Auswirkungen im gesundheitlichen und sozialen Bereich.

Weitere Einzelheiten listet Tabelle 4.1 auf.

Tabelle 4.1. Anamnestische Besonderheiten bei Alkoholabhängigen

Konsumverhalten	von den Gewohnheiten des sozialen Umfelds abweichendes Trinkverhalten Entwicklung von Trinkritualen (z. B. Trinken nur in bestimmten zeitlichen Abständen) heimliches Trinken, morgendliches Trinken Entzugssymptome, Kontrollverlust Dosissteigerung	
Sozialanamnese	schädliche Auswirkungen des Trinkens	Partnerschaft Familie Sozialkontakte Interessen/Hobbies Ausbildung/Beruf finanzielle Situation Wohnsituation Straffälligkeit (Führerscheinentzug)
Somatische Anamnese	Hinweise auf typische Folgekrankheiten	Gastritis und Pankreatitis Leberschädigungen Oesophagusvarizen Karzinome des Kehlkopfs und des oberen Verdauungstrakts
Spezielle Anamnese	Delir Halluzinose Entzugsanfälle Suizidversuche suchtspezifische Vorbehandlungen Abstinenzzeiten Kontakt zu Selbsthilfegruppen/ Beratungseinrichtungen	

4.3 Körperlicher Befund

Typische und häufige Veränderungen des körperlichen Befunds sind Tabelle 4.2 zu entnehmen.

Tabelle 4.2. Veränderungen des körperlichen Befunds bei Alkoholabhängigen

Inspektion	Hinweise auf aktuelle Intoxikation vegetative Entzugssymptome Teleangiektasien im Gesichtsbereich Palmarerythem weiblicher Fettverteilungs- und Behaarungstyp bei Männern
internistische Befunde	arterielle Hypertonie Hepatosplenomegalie Veränderungen der Leberkonsistenz (Fettleber/zirrhotischer Umbau)
neurologische Befunde	Zeichen cerebellärer Schädigung Nystagmus, Augenmuskelstörungen Zeichen der Polyneuropathie im Bereich der unteren Extremitäten: proximal-motorisch (selten), distal-sensorisch mit Pallhypästhesie und Ausfall/Abschwächung des ASR (häufig)

4.4 Laboruntersuchungen

Die gebräuchlichsten der für die Diagnose einer Alkoholerkrankung relevanten Laborparameter enthält Tabelle 4.3.

Tabelle 4.3. Pathologisch veränderte Laborbefunde bei Alkoholabhängigen

	Sensitivität (%)	Spezifität (%)	Normalisierung unter Abstinenz (Wochen)
γGT	50-90	ca. 70	2-5
GPT	20-45	ca. 70	1-4
GOT	30-50	ca. 90	1-3
CDT	50-90	über 90	2
MCV	70-96	60-90	4-12
HDL-Cholesterin	50-90	hoch	1-4

4.5 Dokumentation und diagnostische Klassifikation

In operationalisierter Form folgt die Diagnostik der Abhängigkeit den Kriterien des ICD 10 bzw. der DSM IV, die sich weitgehend überlappen und in der wissenschaftlichen Überprüfung eine gute Übereinstimmung zeigen (s. Tabelle 4.4).

Im Gegensatz zu dieser ausführlich operationalisierten Beschreibung der Abhängigkeit ist in der ICD 10 der *schädliche Gebrauch* (F10.1), der den früher üblichen Begriff des Missbrauchs ersetzt hat, leider ohne weitere Operationalisierungen nur als Konsumverhalten, das zu schädlichen physischen oder psychischen Folgen führt, definiert.

In Abgrenzung zur Alkoholabhängigkeit bestehen hier kein Kontrollverlust und keine Entzugserscheinungen.

Tabelle 4.4. Kriterien des Abhängigkeitssyndroms nach ICD 10

Die Diagnose der Abhängigkeit sollte nur gestellt werden, wenn irgendwann während des letzten Jahres drei oder mehr der folgenden Kriterien erfüllt waren:
1. Ein starker Wunsch oder eine Art Zwang, Alkohol zu konsumieren
2. verminderte Kontrollfähigkeit bezügl. Beginn, Beendigung und Menge des Alkoholkonsums
3. Alkoholkonsum mit dem Ziel, Entzugssymptome zu mildern, und der entsprechenden positiven Erfahrung der Wirksamkeit dieses Verhaltens
4. ein körperliches Entzugssyndrom
5. Nachweis einer Toleranz [a]
6. ein eingeengtes Verhaltensmuster im Umgang mit Alkohol
7. fortschreitende Vernachlässigung anderer Vergnügungen oder Interessen zugunsten des Alkoholkonsums
8. anhaltender Alkoholkonsum trotz des Nachweises eindeutiger schädlicher Folgen körperlicher, sozialer oder psychischer Art

[a] Mit Toleranzentwicklung bezeichnet man das Phänomen, dass zunehmend größere Mengen eines Suchtmittels konsumiert werden müssen, um den gewünschten Effekt zu erzielen. Ursächlich liegen der Toleranzentwicklung ein beschleunigter Abbau der Substanzen in der Leber und Anpassungsprozesse des ZNS zu Grunde.

Für beide Klassifikationssysteme existieren strukturierte diagnostische Interviews: das SKID für das DSM-System (APA 1994) und das CIDI (ergänzt durch das Substance Abuse Module SAM) für die ICD 10 (Wittchen 1990)). Wegen des damit verbundenen Zeitaufwands dürften diese Instrumente allerdings vorwiegend wissenschaftlichen Fragestellungen vorbehalten bleiben. Während das CIDI nur einen relativ kurzen klassifikatorisch diagnostischen Abschnitt zur Erfassung von Abhängigkeit und schädlichem Gebrauch enthält, beginnt das SAM mit einem allgemeinen soziodemographischen Teil, auf den dann unterteilt nach den drei Substanzgruppen Nikotin, Alkohol und „andere psychotrope Substanzen" standardisierte Fragen zu Menge und Häufigkeit sowie zu Beginn und Ende des Konsums folgen. Die Durchführungsdauer beträgt 10 bis 90 Minuten.

Die Erhebung und Dokumentation einer standardisierten Suchtanamnese ist u. a. mit dem European Addiction Severity Index (Deutsche Fassung Gsellhofer et al. 1999) oder anhand der Dokumentationsrichtlinien der Deutschen Gesellschaft für Suchttherapie und Suchtforschung (DGSS 1992) durchführbar.

Beide Instrumente ermöglichen eine standardisierte Erfassung soziodemographischer Basisdaten, des Umfangs und der Dauer des Konsums der einzelnen Suchtmittel, der sozialen und forensischen Auswirkungen und der spezifischen Vorbehandlungen. Die Durchführungsdauer liegt jeweils bei etwa einer Stunde.

Von den zahlreichen Fragebogentests soll hier nur der wegen seiner leichten Handhabbarkeit bei hoher Sensitivität und Spezifität weit verbreitete Münchner Alkoholismustest MALT (Feuerlein et al. 1977) erwähnt werden. Der Test umfasst einen Fremdbeurteilungsteil mit 7 und einen Selbstbeurteilungsabschnitt mit 24 Items.

Ein weit verbreitetes Screeninginstrument (das sich z. B. im Konsiliardienst bewährt hat) ist der CAGE (Ewing 1984), der nur 4 Fragen enthält:

- Haben sie jemals das Gefühl gehabt, dass Sie Ihren Alkoholkonsum reduzieren sollten?
- Hat jemand Sie einmal durch Kritik an Ihrem Alkoholtrinken ärgerlich gemacht?
- Haben Sie sich einmal wegen Ihres Alkoholtrinkens schlecht oder schuldig gefühlt?
- Haben Sie einmal morgens als erstes Alkohol getrunken, um einen Kater loszuwerden oder sich nervlich wieder ins Gleichgewicht zu bringen?

Die Verdachtsdiagnose einer Alkoholabhängigkeit ergibt sich ab 2 mit Ja beantworteten Fragen.

(Weitere Literaturangaben finden sich bei Schmidt 1997 und Soyka 1995.)

5 Integrative Verhaltenstherapie (IVT)

5.1 Prinzipien

Der Trennung zwischen auf der Ebene des beobachtbaren Verhaltens angesiedelten übenden Verfahren und kognitiven Ansätzen haftet inzwischen etwas Künstliches an, zumal diese Abgrenzung in der therapeutischen Praxis kaum stringent durchzuhalten ist. Letztlich läßt sich diese Differenzierung heute so nur noch historisch aus der Theoriegeschichte der Verhaltenstherapie begründen.

Entsprechend finden sich in der aktuellen Fachliteratur nur relativ wenige Therapiemanuale, die weitgehend oder sogar ausschließlich auf die Vermittlung von Coping-Skills abzielen (Monti et al. 1989) bzw. auf einen überwiegend kognitiven Zugang fokussieren (Beck 1993). Dagegen bezieht Kadden (1999) in seiner Übersichtsarbeit zur Kognitiven Therapie übende Verfahren ausdrücklich und ausführlich ein.

Die Integrative Verhaltenstherapie versucht, dieser Entwicklung gerecht zu werden und einen verhaltenstherapeutischen Ansatz zu charakterisieren, der übende und kognitive Techniken pragmatisch, flexibel und bedarfsgerecht kombiniert und darüber hinaus motivationale Interventionsverfahren, psychoanalytische Konzepte und neurobiologische Befunde und Modelle einbezieht.

In ihrer therapeutischen Haltung, dem Interaktionsstil und ihrem Störungskonzept grenzt sie sich kategorisch ab gegen

- vorwissenschaftliche moralisierende Einstellungen
- Motivationskonzepte, die Motivation als statisches Persönlichkeitsmerkmal und als Eingangsvoraussetzung (statt als Ziel) von Therapie begreifen
- die Idealisierung von Abstinenz als einzig gültigem Therapieziel
- die Vernachlässigung biologischer Grundlagenforschung und Therapieansätze.

Vor diesem Hintergrund zielt Integrative Verhaltenstherapie darauf ab,

- Patienten zur Aufnahme einer Therapie zu motivieren
- die Kompetenz zur Bewältigung von Risikosituationen für das Auftreten von Rückfällen und von Abstinenzverletzungen zu erhöhen
- die Wahrscheinlichkeit für das Auftreten solcher Situationen zu reduzieren.

Integrative Verhaltenstherapie wurde ursprünglich konzipiert als relativ niederfrequente und kurzdauernde ambulante Behandlungsform im Gruppensetting; das

Basismanual (s. Kapitel 10) umfasst 20 Sitzungen à 100 Minuten, die in wöchentlichem Abstand stattfinden sollten.

Dieses Basismanual kann in vielfältiger Weise verwandt und modifiziert werden:

- Es kann (allein oder in Kombination mit anderen Verfahren) im ambulanten wie im stationären Setting eingesetzt werden.
- Es kann vollständig durchgeführt oder auf einzelne Module oder Themenblocks gekürzt, aber auch um Zusatzmodule erweitert werden.
- Es ermöglicht, kognitive Techniken und übende Elemente bedarfsgerecht in unterschiedlicher Gewichtung und Kombination zu verwenden.

Alle Modifikationen der Integrativen Verhaltenstherapie sind durch folgende Merkmale gekennzeichnet:

- Die Therapie versteht sich als kooperative, gemeinsame Unternehmung von Therapeuten und Patienten.
- Sie bemüht sich, Hindernisse und Hemmungen gegenüber der Aufnahme einer Behandlung möglichst zu reduzieren und in angemessener Weise taktvoll zu berücksichtigen; sie vermeidet inadäquate und therapeutisch fruchtlose Konfrontationen.
- Sie bezieht die Wünsche, Bedürfnisse und Ressourcen ihrer Patienten in die Therapieplanung ein.
- Sie verfolgt in Absprache mit dem Patienten klar definierte, konkrete und überprüfbare Ziele.
- Der Aufbau der Einzelsitzungen wie der gesamte Therapieplan sind klar strukturiert.
- Dem Transfer der Therapieergebnisse in die Alltagsrealität kommt höchste Priorität zu.

5.2 Empirische Befunde

Das Therapiemanual basiert inhaltlich auf den von Marlatt und Gordon (1985), Monti et al. (1989), Beck et al. (1993) und Miller und Hester (1995) vorgelegten Modellen und Manualen und den empirischen Befunden zu den Therapieverfahren, wie sie u.a. Jaffe et al. (1996), Monti et al. (1990), Rohsenow et al. (1991) und die Gruppe um Babor (Babor et al. 1992, Cooney et al. 1991, Kadden et al. 1989, Litt et al. 1992) präsentiert haben.

In der vorliegenden Form beruht es auf den Erfahrungen und Ergebnissen aus einer eigenen wissenschaftlichen Untersuchung (Burtscheidt et al. 1999 und 2000, Wölwer et al. 2000):

Dabei wurden in einem prospektiven randomisierten Design eine ausschließlich übende Verfahren einsetzende Fassung des Manuals (SKT) und eine stilreine kognitive Therapie (TKR) miteinander und mit einem unsystematischen unstrukturierten Beratungsangebot verglichen (Treatment as Usual: TAU). Die Therapie fand im ambulanten Rahmen im Gruppensetting statt, sie umfasste jeweils 26 Sitzungen, die in wöchentlichem Abstand stattfanden.

An der Untersuchung nahmen insgesamt 120 Patienten teil. Sie wurden rekrutiert aus der Qualifizierten Entgiftungsstation des eigenen Hauses, die für die Regelversorgung des größten Teils des Düsseldorfer Stadtgebiets zuständig ist.

Obwohl die Patienten das Risiko eingingen, bei der Zufallsverteilung nur dem unsystematischen Beratungsangebot zugeteilt zu werden, und obwohl die Studienteilnehmer sich zweitägigen ausführlichen neuropsychologischen und psychiatrischen Untersuchungen unterziehen mussten, erklärten sich durchgängig 15 % der zur Entgiftung aufgenommenen Alkoholabhängigen zur Teilnahme bereit.

Zwischen den Studienteilnehmern und den übrigen zur Entgiftung stationär aufgenommenen Alkoholabhängigen ergaben sich bezüglich Suchtanamnese, Behandlungsvorgeschichte und psychiatrischer Komorbidität keine bedeutsamen Unterschiede; allerdings war der Frauenanteil unter den Studienpatienten signifikant größer, darüber hinaus besaßen sie ein signifikant höheres Ausbildungsniveau und waren signifikant seltener arbeitslos.

Obwohl die ambulante Therapie möglichst unmittelbar im Anschluss an die stationäre Entgiftung begann, brachen 21,3 % der den beiden Verhaltenstherapieprogrammen zugeordneten 80 Patienten die Studienteilnahme noch vor der ersten Behandlungssitzung ab; weitere Informationen zum Abbruchverhalten und zur Compliance während der ambulanten Therapie sind Abb. 5.1 zu entnehmen.

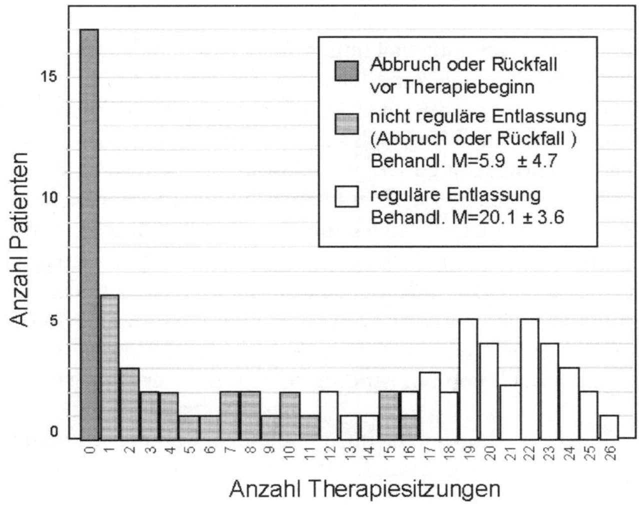

Abb. 5.1. Abbruchverhalten und Compliance unter ambulanter Therapie

Die Abstinenzraten der Patienten, die die ambulante Therapie tatsächlich aufnahmen, sind in Abb. 5.2 dargestellt.

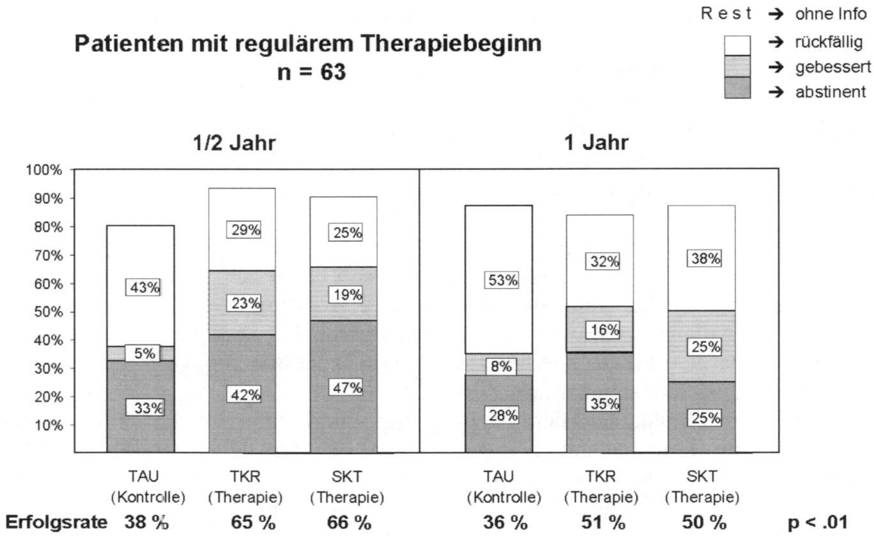

Abb. 5.2. Therapieergebnisse

Die Ergebnisse beruhen auf Nachuntersuchungen in persönlichen Interviews; zusätzlich wurden Laboruntersuchungen zur Sicherung der Validität der Patientenaussagen durchgeführt. Als gebessert wurden Patienten klassifiziert, die Abstinenzverletzungen von maximal 7 Tagen Dauer, die im ambulanten Setting aufgefangen werden konnten, entwickelt hatten.

Sowohl bei Abschluss der ambulanten Therapiephase wie nach weiteren 6 Monaten ergaben sich keine signifikanten Unterschiede zwischen den beiden Verhaltenstherapieformen (TKR und SKT); beide waren dem unsystematischen Beratungsangebot (TAU) signifikant überlegen. Dabei ist zu berücksichtigen, dass auch 42,5 % der Patienten, die der letztgenannten Gruppe zugewiesen worden waren, weiterführende selbst gewählte ambulante Therapie- und Unterstützungsangebote (in der Regel den Besuch von Selbsthilfegruppen und Beratungsstellen) wahrnahmen.

Gleichzeitig zeigte sich, dass kurzfristige, im ambulanten Rahmen behandelbare Abstinenzverletzungen keinen negativen Einfluss auf den weiteren Verlauf hatten.

6 Therapeutische Haltung

Die therapeutische Haltung gegenüber Suchtkranken wurde lange von vorwissenschaftlichen moralisierenden Vorurteilen geprägt; gleichzeitig dienten als Modell für den therapeutischen Interaktionsstil die sehr rigiden und konfrontativen Kommunikationsformen der frühen Anonymen Alkoholiker (wobei nicht ausreichend beachtet wurde, dass es etwas grundsätzlich Anderes ist, ob Selbstbetroffene das Verhalten anderer Abhängiger beurteilen, oder ob Therapeuten diese wertende Attitüde übernehmen).

Inzwischen weicht diese Einstellung zunehmend einer professionellen therapeutischen Haltung, wie sie in der psychotherapeutischen Behandlung anderer Störungen seit jeher selbstverständlich ist:

einer Haltung also, die

- Therapie als kooperative Unternehmung begreift
- sich bemüht, Patienten dort abzuholen, wo sie aktuell stehen
- Widerstand zunächst als sinnvolles psychisches Phänomen akzeptiert
- unproduktive und unnötig verletzende Konfrontationen vermeidet
- im Gespräch mit dem Patienten realistische und subjektiv akzeptable Therapieziele vereinbart.

6.1 Arbeitsbündnis

Hier muss zunächst einem weit verbreiteten Vorurteil begegnet werden: Psychotherapie ist kein demokratisches Unternehmen; Therapeuten sind gegenüber ihren Patienten in vielfacher Weise privilegiert:

- Sie sind nicht suchtkrank und damit auch nicht den damit verbundenen Scham- und Schuldgefühlen und dem Druck ihres Umfelds ausgesetzt.
- Sie haben Wege gefunden, ihre eigene psychische Problematik zu bewältigen.
- Sie besitzen einen theoretischen Wissensvorsprung und verfügen über gute und elaborierte Kommunikations- und Problemlösefertigkeiten.

Dennoch kann Therapie nur als kooperative Unternehmung funktionieren, in der der Therapeut etwa die Funktion eines Bergführers übernimmt, der seinen Patienten Umwege erspart, sie an kritischen Stellen sichert und sie zu den wirklich lohnenden Aussichtspunkten führt.

Entsprechend wichtig ist die Etablierung eines Arbeitsbündnisses. Die wichtigsten Elemente in diesem Prozess sind natürlich der Interaktionsstil des Therapeuten, die Erfolgserlebnisse, die er dem Patienten ermöglicht, und die Unterstützung, die er vermittelt.

Dennoch sollten (auch wenn es banal erscheint) einige weitere Punkte nicht vernachlässigt werden:

Vertraulichkeit: Patienten müssen sich darauf verlassen können, dass alles, was sich innerhalb der Therapie ereignet, absoluter Vertraulichkeit unterliegt. In der Behandlung von Suchtkranken kann dies zuweilen zu Schwierigkeiten führen, weil hier Arbeitgeber und vor allem Angehörige besonders oft versuchen, Informationen über die Behandlung zu erhalten oder Einfluss auf den Behandlungsverlauf zu nehmen. Zudem fühlen Therapeuten sich gerade Angehörigen gegenüber auch in einer gewissen Verpflichtung, da diese sich selbst häufig in psychischen Notlagen befinden und hilfsbedürftig erscheinen. Dennoch sollten prinzipiell alle Gespräche mit Dritten nur in Absprache mit dem Patienten und möglichst in seiner Gegenwart stattfinden.

Diese Schweigepflicht erstreckt sich auch auf die Teilnehmer einer Gruppentherapie: verstößt eines der Gruppenmitglieder dagegen, muss dieses Verhalten mit höchster Priorität konsequent bearbeitet werden.

Glaubwürdigkeit: Auch Therapeuten unterlaufen Fehler (vom Versäumen eines Termins bis hin zu diagnostischen Fehleinschätzungen und therapeutischen Fehlentscheidungen). Solche Fehler sollten möglichst zeitnah eingestanden und aufgeklärt werden; unbedingt zu vermeiden sind durchsichtige Ausflüchte und ausweichende oder verschleiernde Erklärungsversuche.

Kompetenz: Es kann das Vertrauen von Patienten in die Sachkenntnis ihrer Therapeuten enorm steigern, wenn diese sich (z. B. auch durch den Besuch von Selbsthilfegruppen) auch über intime Details süchtigen Verhaltens und Erlebens kundig machen:

Dies betrifft Handelsnamen und Flaschengrößen, die Techniken des heimlichen Trinkens und des Verbergens von Entzugssymptomen, das Anlegen geheimer Vorratsdepots (das sogar die meisten Alleinlebenden praktizieren), die fast liebevolle enge emotionale Beziehung, die viele Süchtige mit ihrem Lieblingsgetränk verbindet, die Vorbereitung von Rückfällen durch scheinbar unbedeutende Entscheidungen (s. Sitzung A4 im Basismanual) und das unproduktive, zu keiner Veränderung führende sentimentale Selbstmitleid vieler Alokoholabhängiger.

Kollusionen: Therapeuten geraten immer wieder in die Versuchung, sich auf unausgesprochene oder offene Absprachen mit Patienten einzulassen, die zwar kurzfristig den Interessen des Patienten nützen können, langfristig aber die Integrität des Therapeuten (und damit seine Funktionsfähigkeit) unterminieren.

Das Spektrum reicht hier vom Ausstellen von Gefälligkeitsattesten bis zum Ignorieren oder Bagatellisieren von Rückfalltendenzen.

Im Interesse ihrer Glaubwürdigkeit sollten Therapeuten auch offen ihren Standpunkt vertreten, wenn Patienten ihrer Einschätzung nach selbstschädigende (oder andere in unzulässiger Weise schädigende) Entscheidungen treffen.

Misstrauen und Kontrolle: Die ständige Ungewissheit darüber, ob ihre Patienten tatsächlich abstinent geblieben sind und ob nicht scheinbare Therapiefortschritte (wie eine affektive Stabilisierung oder ein offenerer Umgang mit eigenen Emotionen) tatsächlich auf eine Wiederaufnahme des Alkoholkonsums zurückzuführen sind, verleitet Therapeuten immer wieder dazu, sich detektivisch zu betätigen und in immer engeren Abständen Laboruntersuchungen zu veranlassen, deren oft interpretationsbedürftige Ergebnisse dann zu erneuter Verunsicherung führen.

Das Arbeitsbündnis kann dadurch erheblich belastet werden; Therapeuten sollten sich wie ihren Patienten klar machen, dass die Verantwortung für die Aufrechterhaltung der Abstinenz und den offenen Umgang mit Rückfällen einzig beim Patienten liegt: und dass dieser nur sich selbst schädigt, wenn er Rückfälle verheimlicht.

Selbstverständlich vorausgesetzt wird das Bemühen des Therapeuten um ***Pünktlichkeit und Zuverlässigkeit*** in der Einhaltung von Verabredungen. Dies gilt auch für den bürokratischen Schriftverkehr, den viele Psychotherapeuten traditionell gern vernachlässigen.

Heikel dagegen ist die Frage der ***Erreichbarkeit in Notfällen***: Zur Herausgabe der eigenen privaten Telefonnummer an Patienten existieren sehr unterschiedliche Meinungen und Erfahrungen. An Kliniken angeschlossene Therapeuten können hier auf den Bereitschaftsdienst ihrer Klinik verweisen (der entsprechend instruiert werden muss); bewährt hat sich auch die Installation eines Anrufbeantworters, der aber auch regelmäßig abgehört werden sollte.

Grenzsetzung: Therapeuten sollten eindeutig deklarieren, was sie innerhalb ihres Settings und mit den ihnen zur Verfügung stehenden Mitteln verantwortlich bewältigen und behandeln können, und was nicht:

Dies betrifft vor allem Abstinenzverletzungen, die mit ambulanten Mitteln nicht mehr aufgefangen werden können, und Suizidalität, wenn verbindliche und verlässliche Vereinbarungen über den Umgang mit Suizidimpulsen nicht mehr getroffen werden können. In diesen Fällen sind Klinikaufnahmen meist unumgänglich; sie sollten weder von Therapeuten noch von Patienten als katastrophales Scheitern erlebt und nicht unnötig dramatisiert werden.

Prinzipiell sollten sich Therapeuten weder erpressen noch vom eigenen Enthusiasmus verleiten lassen, unkalkulierbare Risiken einzugehen oder von vorneherein aussichtslose heroische Therapiebemühungen zu unternehmen.

Wenn Patienten ***unangemeldet einer Sitzung fernbleiben***, sollte zeitnah versucht werden, sie zu kontaktieren und die Gründe zu eruieren.

Mit den Patienten sollte ausdrücklich besprochen werden, dass die Behandlung nach ***Rückfällen*** oder eventuellen ***Klinikbehandlungen*** nicht automatisch beendet ist, sondern dass der Therapeut in solchen Situationen zur Verfügung steht, um das weitere Vorgehen zu besprechen.

6.2 Interaktionsstil

Die von Miller et al. (1992) entwickelte nonkonfrontative Gesprächstechnik hat sich besonders im Kontakt mit Abhängigen in frühen und ambivalenten Stadien der Motivationsentwicklung, für die ersten Phasen der Psychotherapie und für den Umgang mit Verleugnung bewährt. Sie betont 5 Grundprinzipien der Interaktionsgestaltung:

- ***Empathie:*** Der Therapeut hört aktiv zu und signalisiert sein Bemühen um Verständnis, indem er dem Patienten immer wieder Rückmeldungen gibt, die die Aussagen des Patienten zusammenfassen und dabei vor allem das subjektive Erleben des Patienten und seine emotionalen Reaktionen berücksichtigen. (Diese Technik lehnt sich an die von Rogers (1961) entwickelte Gesprächstherapie an.)
- ***Dissonanzerleben:*** Der Therapeut arbeitet vorsichtig die Dissonanzen zwischen dem aktuellen problematischen Verhalten des Patienten (z.B. seinem Suchtmittelkonsum) und seinen eigentlichen Zielen und Wünschen heraus. Dabei regt er den Patienten zur Selbstexploration dieser Widersprüche an.
- ***Konfrontation:*** Der Therapeut vermeidet Konfrontationen und strittige Diskussionen.
- ***Widerstand:*** Der Therapeut geht nicht konfrontativ auf den Widerstand des Patienten ein; vielmehr nutzt er Äußerungen des Patienten, die Widerstand ausdrücken, um dem Gespräch eine neue Richtung zu geben und das Problem von einer anderen Seite zu beleuchten. (So kann z. B., wenn ein Klient sein problematisches Verhalten auf Arbeitsüberlastung zurückführt, eine sinnvolle therapeutische Strategie darin bestehen, die Bedeutung von Problemen am Arbeitsplatz für die Entwicklung von Alkoholproblemen ausdrücklich anzuerkennen und den Patienten anzuregen, weiter über seine Arbeitssituation zu berichten.)
- ***Selbstwirksamkeit:*** Der Therapeut konzentriert sich darauf, die Selbstwirksamkeit des Patienten (sein Vertrauen darauf, das eigene Verhalten verändern zu können) zu stärken (s. dazu den folgenden Abschnitt).

6.3 Ressourcenorientierung

Therapeuten neigen dazu, nur die gestörten Anteile ihrer Patienten wahrzunehmen und diese damit noch zusätzlich zu pathologisieren. Dies führt nicht nur zu einer demotivierenden Entmutigung des Therapeuten, sondern u. U. auch zu prognostischen Fehleinschätzungen und zur Vernachlässigung therapeutischer Chancen (Fürstenau 1992).

So kann für einen labilen parasuizidalen Borderline-Patienten bereits das bloße Überleben eine beachtliche Leistung darstellen, die es lohnend macht, zu untersuchen, welche Fertigkeiten und Techniken ihn dazu befähigt haben.

Dasselbe gilt für Zeiten, in denen es Abhängigen gelang, ohne fremde Hilfe den Suchtmittelkonsum einzustellen und über längere Zeit abstinent zu bleiben.

Entsprechend sollte bereits im diagnostischen Erstgespräch systematisch auch auf vorhandene Ressourcen geachtet werden.

Dazu zählen vor allem

- Intelligenz
- Introspektionsfähigkeit
- Empathie
- Verbalisierungsvermögen
- soziale Kompetenz
- Problemlösungskompetenz
- Frustrationstoleranz
- berufliche Fähigkeiten und das Vermögen, Berufstätigkeit über längere Zeit aufrecht zu erhalten
- das Vermögen, Partnerbeziehungen einzugehen und aufrecht zu erhalten
- selbstgewählte intensive Interessen (Hobbies, Sport)
- die Übernahme von Verantwortung
- die Fähigkeit, andere für die eigene Person zu interessieren und einzunehmen.

Diese vorhandenen Ressourcen sollten konsequent in die Therapieplanung einbezogen werden.

Darüber hinaus sollten Therapeuten es sich zur Gewohnheit machen, ihren Patienten systematisch und gezielt positive Rückmeldung über vorhandene Kompetenzen und erfolgreiche Problemlösungen zu geben, da dies das Arbeitsbündnis fördert und die Selbstwirksamkeit erheblich stärken kann.

6.4 Hierarchie der Therapieziele

Das von Therapeuten wie Patienten oft unkritisch idealisierte Postulat lebenslanger ununterbrochener *Abstinenz* und die damit verbundene Tabuisierung und Dämonisierung des Rückfalls begegnen in den letzten Jahren zunehmender Kritik:

Zum einen verbreitet sich immer mehr die Auffassung, dass eine solche Sichtweise (im Sinne des von Marlatt und Gordon (1985) beschriebenen Abstinenzverletzungseffekts) direkt antitherapeutische Auswirkungen haben kann: Nach diesem Konzept können sich aus kurzfristigen Abstinenzverletzungen vollständige Rückfälle in süchtiges Trinkverhalten entwickeln, wenn Patienten (auch unter dem Einfluß therapeutischer Ideologien) ihre Rückfälligkeit als Beweis für das völlige Scheitern ihrer bisherigen Abstinenzbemühungen werten und aus diesem Erleben heraus Versuche zur Wiederherstellung der Abstinenz von vorneherein aufgeben.

Zum anderen erscheint es vielen Autoren inzwischen auch unter einem handlungsorientierten Ansatz sinnvoll, das etwas diffuse Therapieziel „Abstinenz" durch Formulierungen wie „Erhöhung der Rückfallbewältigungs- bzw. Rückfallvermeidungskompetenz" zu ersetzen, denen konkret operationalisierbare, zum Erreichen des Ziels notwendige Veränderungen von Erleben und Verhalten zugeordnet werden können.

Gleichzeitig erfährt auch das *Rückfallgeschehen* eine differenziertere Betrachtung und Bewertung:
Inzwischen besteht weitgehende Übereinstimmung (Körkel u. Kruse 1993), dass kurzfristige Abstinenzverletzungen prognostisch wesentlich anders zu werten sind, als die langdauernde Rückkehr zu süchtigem Trinkverhalten (im englischen Sprachraum haben sich für diese Unterscheidung die Termini Lapse bzw. Relapse etabliert). In einer eigenen Untersuchung (Burtscheidt et al. 1999) zeigten Patienten, die während einer ambulanten Behandlung kurzfristige Rückfälle erlebten, keinen ungünstigeren weiteren Verlauf als durchgängig abstinent Lebende.

In der therapeutischen Umsetzung wird so zunehmend der Versuch unternommen, kurzfristige Abstinenzverletzungen (die früher im Regelfall zur disziplinarischen Behandlungsbeendigung und damit meist zum vollständigen Rückfall führten) in der Behandlung aufzufangen und durch die Analyse der Gründe und Auslöser für die Abstinenzverletzung und die Entwicklung alternativer Bewältigungsstrategien für die Behandlung fruchtbar zu machen.

Schließlich zeigt die klinische Realität, dass dauerhafte Abstinenz für eine große Gruppe von Patienten kein zum jeweiligen Behandlungszeitpunkt akzeptables oder realistisches Therapieziel darstellt: Dies gilt insbesondere für Abhängige in frühen Stadien der Motivationsentwicklung, für Suchtkranke, die noch nicht über Behandlungs- und Rückfallerfahrung verfügen, und für mehrfach geschädigte chronische Alkoholkranke, die bereits unter Einschränkungen der Hirnfunktion leiden und über kein tragfähiges soziales Umfeld mehr verfügen.

Daraus ergibt sich die Notwendigkeit, auch begrenzte, niedrigschwellige Therapieziele (wie die Lebenserhaltung, die Schadensminderung und die Herstellung eines ersten positiv erlebten Kontakts mit dem Behandlungssystem) als sinnvoll zu akzeptieren und Therapieinhalte und Therapieplanung entsprechend bedarfsgerecht auszurichten.

Tabelle 6.1 faßt diese *Hierarchie* von Zielen und Therapieinhalten etwas schematisierend zusammen.

Tabelle 6.1. Hierarchie der Therapieziele und Therapieinhalte

Therapieziele	Inhalte
Überlebenssicherung	Vermittlung positiver Erfahrungen mit Abstinenz und Therapie; Gelegenheit zur Reflexion der eigenen Situation
Schadensminderung	Motivation zur Aufnahme weiterführender therapeutischer Maßnahmen
Verlängerung von Abstinenzphasen	Analyse und Bearbeitung von Rückfallsituationen
dauerhafte Abstinenz	Psychotherapie suchterhaltender Strukturen und Konflikte

7 Therapieverfahren

7.1 Motivationale Interventionen

7.1.1 Theoretische Grundlagen

Der Begriff Motivation wurde in der Suchttherapie lange in einer sehr schematischen und unreflektierten Weise gebraucht. Dagegen setzt sich inzwischen zunehmend die Erkenntnis durch, dass Veränderungen des Verhaltens und der Einstellung auf hochkomplexen, bewussten wie unbewussten, dynamischen Abwägeprozessen beruhen (Petry 1993):

In diesem *Entscheidungsprozess* werden die schon eingetretenen oder drohenden Nachteile des aktuellen Verhaltens, die Vorteile alternativer Verhaltensweisen, die Erfolgsaussichten, die dem Veränderungsprozess zugeschrieben werden, und die mit einer Veränderung verbundenen Belastungen gegeneinander abgewogen.

Daraus folgt, dass Motivation zum einen keine statische, in der Kontaktphase zu entwickelnde Persönlichkeitseigenschaft darstellt, sondern während des gesamten Therapieverlaufs immer wieder überprüft und gegebenenfalls neu erarbeitet werden muss.

Zum anderen muss sie nach ihren *Zielen und Inhalten* (z. B. als Bereitschaft zur Aufnahme einer Therapie, zum Erreichen von Abstinenz oder zu Veränderungen des Lebensstils) differenziert betrachtet werden (Feuerlein 1989).

Schließlich durchläuft Motivation in ihrer Entwicklung bestimmte *Phasen*: Besondere Bedeutung für die Suchttherapie hat hier das von Prochaska und Di Clemente (1983) vorgestellte Motivationsmodell gewonnen, nach dem in einem zirkulären Prozeß auf die von Abwehr und Bagatellisierung geprägte Phase der Precontemplation die Phasen der Contemplation (in der Krankheitsbewusstsein und Veränderungsbereitschaft sich entwickeln), der Action und der Maintenance (im Sinne der Abstinenzerhaltung) folgen.

Auf dieser theoretischen Basis bemühen sich neuere Techniken der Motivationstherapie (Literatur bei Wetterling u. Veltrup 1997) darum, die therapeutischen Interventionen am jeweils aktuellen Ziel des Patienten und an der jeweiligen Phase des Motivationsprozesses auszurichten:

So wird es z. B. kaum sinnvoll sein, mit einem Patienten, der aktuell gerade erst dabei ist, sich zur Aufnahme einer Therapie durchzuringen, die Notwendigkeit grundlegender Veränderungen seines Lebensstils zu diskutieren, oder mit jemand, der sich in der Phase der Precontemplation befindet, die konkreten Umstände einer Aufnahme zur stationären Entgiftung zu besprechen.

Weitere Informationen zu phasengerechten Interventionen sind Tabelle 7.1 zu entnehmen.

Tabelle 7.1. Phasengerechte Interventionen in der Motivationsentwicklung

Phase	Inhalt	Intervention
Precontemplation	Verleugnung und Bagatellisierung	Entwicklung von Dissonanzbewusstsein
Contemplation	Entwicklung von Problembewusstsein und Therapiemotivation	Stärkung von Selbstwirksamkeit, Entwurf von Veränderungsstrategien
Action	Umsetzung	konkrete Beratung und Unterstützung

7.1.2 Interventionen

In ihrer Metaananalyse von wissenschaftlichen Untersuchungen zur Wirksamkeit motivationaler Therapieverfahren konnten Miller und Hester (1995) sechs Schlüsselelemente identifizieren, die allen erfolgreichen Behandlungsverfahren gemeinsam waren. Inzwischen sind diese Therapieelemente unter der Abkürzung FRAMES populär geworden und in einer Reihe weiterer Untersuchungen in ihrer Wirksamkeit bestätigt:

- Feedback: Zusammenfassende Rückmeldung an den Patienten über seinen aktuellen Zustand. Hier sollten die erhobenen Befunde sachlich mitgeteilt und erläutert werden. Moralische Wertungen sind dabei ebenso zu vermeiden wie kränkend wirkende diagnostische Etikettierungen.
- Responsibility: Betonung der persönlichen Verantwortung des Patienten für Veränderungen seines Verhaltens
- Advice: Eindeutige konkrete Beratung
- Menu: Entwicklung individuell angepasster Veränderungsstrategien in Kooperation mit dem Patienten
- Selfefficacy: Stärkung der Selbstwirksamkeit.

Die von Miller entwickelten Grundprinzipien der therapeutischen Interaktion sind im Kapitel 6 ausführlich dargestellt; sie umfassen:

- aktives empathisches Zuhören
- die Herausarbeitung von Dissonanzen zwischen problematischem Verhalten und eigentlichen Zielen des Patienten und die Anleitung zur Selbstexploration
- die Vermeidung von Konfrontationen
- den flexiblen produktiven Umgang mit Widerstand: Miller benutzte in diesem Kontext die Formulierung „Roll with resistance".

7.2 Coping-Skills-Training

Verhaltenstherapeutische Konzepte und Ansätze im Bereich der Suchtkrankheiten lassen sich schematisch zwei verschiedenen (einander aber nicht ausschließenden) prinzipiellen Zugangsweisen zuordnen (Übersicht bei Kadden 1999): einem auf die Entwicklung sozialer Kompetenzen abzielenden Zugang (Coping-Skills-Training) und einem auf die Beeinflussung von kognitiven Strukturen und Prozessen ausgerichteten Ansatz.

Der Einsatz von Trainingsverfahren zur Erhöhung der sozialen Kompetenz beruht auf der auch empirisch (Monti et al. 1989) abgesicherten Beobachtung, dass viele Alkoholkranke nur über unzureichend entwickelte Fertigkeiten in diesem Bereich verfügen: sei es, dass sie solche Kompetenzen infolge ungünstiger Sozialisationsbedingungen primär nicht entwickeln konnten, sei es, dass diese Fähigkeiten im Verlauf der Suchtkarriere verloren gingen.

Nach diesem Konzept bedingt mangelnde soziale Kompetenz (insbesondere unzureichende Kommunikationsfähigkeit) ein erhöhtes Risiko für das Auftreten von rückfallträchtigen Situationen, die dann wiederum mangels geeigneter Fertigkeiten nicht adäquat bewältigt werden können.

Diese Kompetenzdefizite lassen sich 2 Bereichen zuordnen:

1. unmittelbar zur Bewältigung von rückfallträchtigen Situationen und Abstinenzverletzungen erforderliche spezifische Fertigkeiten
2. allgemeine unspezifische Kompetenzen, die indirekt die Wahrscheinlichkeit des Auftretens rückfallträchtiger Situationen reduzieren.

In der Therapie werden direkte Veränderungen auf der Ebene des beobachtbaren Verhaltens angestrebt; die beiden wesentlichen therapeutischen Techniken sind das Rollenspiel und die Bewältigung von realistischen In-vivo-Situationen (auch in Form praktischer Hausaufgaben).

7.3 Kognitive Verfahren

Im Gegensatz dazu fokussieren die kognitiven Ansätze auf die Identifikation und Beeinflussung von kognitiven Prozessen, die sich im Vorfeld von Abstinenzverletzungen entwickeln und letztlich zum Rückfall führen.

7.3.1 Modelle

Nach diesen Konzepten werden in spezifischen auslösenden Situationen suchtmittelbezogene Erwartungen aktiviert, die zur Entstehung von Suchtmittelverlangen und unter dem Einfluss von den Suchtmittelgebrauch erleichternden permissiven Gedanken in einem zweiten Schritt zum Rückfall führen (s. Abb. 7.1).

Bei diesen auslösenden Situationen kann es sich um die Exposition gegenüber Schlüsselreizen, um innere Konflikte und Belastungen oder um als überfordernd oder traumatisierend erlebte Situationen in der Außenwelt handeln.

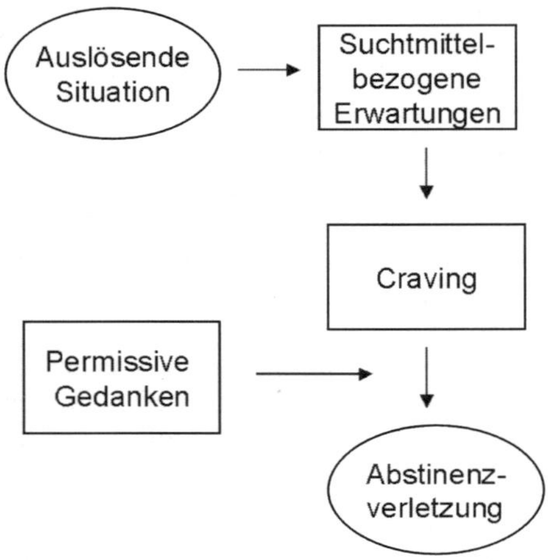

Abb. 7.1. Kognitives Modell der Rückfallentstehung

Marlatt und Gordon (1985) erweiterten dieses Modell um das Konzept des *Abstinenzverletzungseffekts*, der dann auftritt, wenn Patienten eine zunächst einmalige oder kurzfristige Abstinenzverletzung als Beweis für die völlige Unwirksamkeit ihrer gesamten bisherigen Bemühungen um Aufrechterhaltung der Abstinenz werten und unter dem Einfluss dieses Gedankens das süchtige Trinkverhalten in vollem Umfang wieder aufnehmen.

Beck et al. (1993) fügten schließlich den Einfluss bestimmter *Kernüberzeugungen* (die sich in Form *automatischer Gedanken* äußern) in das Modell ein, die in der auslösenden Situation aktiviert werden und erst in einem weiteren Schritt zum Auftauchen suchtmittelbezogener Gedanken und Erwartungen führen (s. Abb. 7.2).

So kann z.B. ein Abhängiger, der unter der Grundüberzeugung leidet, wehr- und hilflos einer feindlichen Umwelt ausgeliefert zu sein, auf eine Niederlage in der Auseinandersetzung mt einem Kollegen mit dem automatischen Gedanken reagieren, dass alle seine Anstrengungen, sich durchzusetzen, doch ohnehin von vorneherein zum Scheitern verurteilt seien, um in einem 2. Schritt die Erinnerung an die tröstende und betäubende Wirkung des Alkohols zu aktivieren.

Diese suchtbedingenden und suchterhaltenden Kernüberzeugungen entstehen nach Beck vor allem aus kindlichen Erfahrungen, sie werden 2 Kategorien zugeordnet:

- auf die eigene Person bezogene Überzeugungen (nach Beck handelt es sich bei Suchtkranken vor allen um die Kernüberzeugung der Ohnmacht und Hilflosigkeit)
- auf die Beziehung zu anderen Menschen bezogene Überzeugungen (hier soll vor allem die Überzeugung, von anderen nicht geliebt und akzeptiert zu werden, bedeutsam sein).

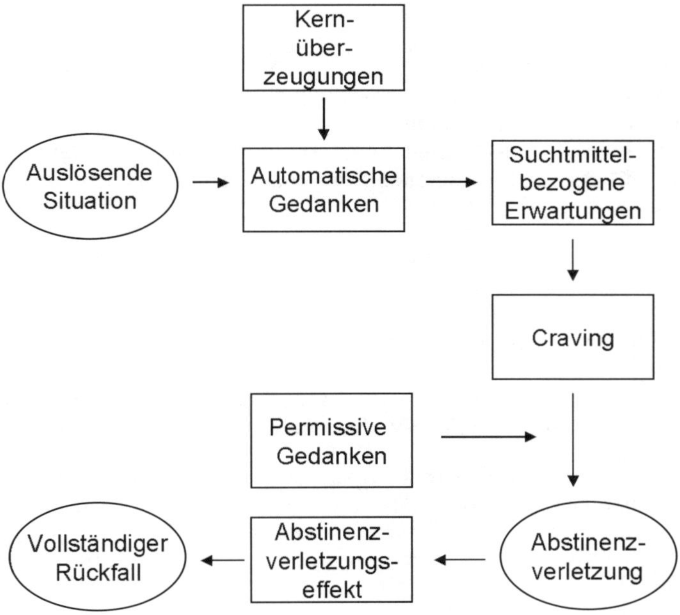

Abb. 7.2. Erweitertes kognitives Modell der Rückfallentstehung

Mit diesen Kernüberzeugungen verbinden sich *konditionale Überzeugungen* wie z. B. die Überzeugung, von anderen nur akzeptiert oder geduldet zu werden, wenn man alle ihre Wünsche erfülle und auf eigene Ansprüche verzichte, und entsprechende *kompensatorische Verhaltensmuster*.

Dazu treten nach Beck typisch depressive pathologische Formen der Informationsverarbeitung wie inadäquate Generalisierung und Nihilismus.

7.3.2 Interventionstechniken

In der therapeutischen Umsetzung zielen die kognitiven Ansätze darauf ab, Überzeugungen und Erwartungen, die letztlich zum Suchtmittelkonsum führen, auf allen Ebenen zu identifizieren und zu beeinflussen.

In der Praxis besteht das therapeutische Vorgehen so darin, in einem Prozess des immer wieder wiederholten Durcharbeitens

- Wahrnehmungsverzerrungen, Kernüberzeugungen, konditionale Überzeugungen und positive suchtmittelbezogene Erwartungen zu identifizieren
- sie in Beziehung zu auslösenden Situationen zu setzen
- sie an der Realität zu überprüfen.

Letztlich stellt die kognitive Therapie so eine Anleitung zu zunehmend selbständiger Selbstexploration und zur Überprüfung und Modifikation eigener Überzeugungen, Annahmen und Wahrnehmungsmodi dar.

Dabei lassen sich 3 Grade der Veränderung von Informationsverarbeitung, Kernüberzeugungen und daraus resultierenden automatischen Gedanken unterscheiden:

1. Akzeptanz: Es kommt zwar zu keiner wesentlichen Veränderung der pathologischen kognitiven Strukturen, die Patienten lernen aber, mit ihnen zu leben und sich weniger von ihnen beeinflussen zu lassen.
2. Abschwächung: Die pathologischen Strukturen verlieren an Intensität und Überzeugungskraft.
3. Umstrukturierung: Im Idealfall kommt es zur Entwicklung neuer, der Realität angemessenerer Kernüberzeugungen und Wahrnehmungsformen.

Die kognitive Therapie benutzt ein breites Spektrum von *Interventionstechniken*; die wichtigsten sollen hier kurz vorgestellt werden:

Sokratisches Fragen

Diese wohl wichtigste kognitive Technik verdankt ihren Namen dem athenischen Philosophen Sokrates (470-399 v. Chr.). Sie besteht darin, durch scheinbar naive offene Fragen die Klienten zu veranlassen, bisher für selbstverständlich gehaltene Überzeugungen und Annahmen an der Realität zu überprüfen oder in *Gedankenexperimenten* auf ihre Plausibilität hin zu untersuchen.

Das Verfahren dient nicht nur der Modifikation von pathologischen, schädlichen Überzeugungen, sondern führt auch zu einer Korrektur von Wahrnehmungsverzerrungen und irrationalen, dysfunktionalen Denkstilen.

Downward-Arrow-Technik

Dieses Verfahren dient dazu, in einer retrograden Analyse die automatischen Gedanken, Gefühle und Kernüberzeugungen, die zu einem Verhalten geführt haben, zu analysieren. In der Analyse einer Abstinenzverletzung z. B. werden dabei die in Abb. 7.3 dargestellllten Schritte in umgekehrter Richtung (entgegen der Pfeilrichtung) rekonstruiert und so auslösende Situation, Kernüberzeugungen, Gedanken und Gefühle mit dem manifesten Verhalten verknüpft.

Die Technik ist gut geeignet, die von vielen Abhängigen als undurchschaubar und chaotisch erlebten psychischen Vorgänge im Vorfeld einer Abstinenzverletzung als kausales Bedingungsgefüge darzustellen und auf dieser Basis Beeinflussungsstrategien mit den Patienten zu erarbeiten. Dazu kommt, dass viele Abhängige in der Introspektion wenig geübt sind und auch in anderen Bereichen zunächst große Schwierigkeiten haben, Zusammenhänge zwischen Ereignissen, Emotionen und Gedanken und ihren Handlungen herzustellen: so leiden z. B. viele unter ihnen selbst unerklärlichen plötzlichen Wutausbrüchen oder unter diffuser chronischer Gereiztheit. Auch zur Untersuchung von angstauslösenden Situationen kann die Technik eingesetzt werden.

Eine wertvolle Technik zur Einübung dieses Analyseverfahrens stellen *Gedankentagebücher* dar, in denen Patienten diese Zusammenhänge in einem mehrspaltigen Formular systematisch dokumentieren können (s. Tabelle 7.2).

Tabelle 7.2. Gedankentagebuch

Situation	Gedanken	Gefühle	rationale Bewertung	Ergebnis/ Handlung

Robinsonliste

In Daniel Defoes Roman The Life and Strange Surprising Adventures of Robinson Crusoe (1719) wird der als einziger Überlebender eines Schiffbruchs auf einer unbewohnten Insel gestrandete Romanheld seiner Verzweiflung Herr, indem er in einer Liste die Vor- und Nachteile seiner Situation einander gegenüber stellt. Solche Listen eignen sich gut für die Bewertung von Situationen und die Vorbereitung von Entscheidungen; sie können auch zur Festigung der Therapie- und Abstinenzmotivation verwandt werden.

Problemlösetechniken

Viele Abhängige verfügen infolge unzureichender prämorbider Sozialisation, Störungen der Impulskontrolle, ausgeprägt irrationaler Denkstile und langjähriger Trinkzeiten, in denen sie Probleme meist ignorierten, nur über sehr unzureichende Problemlösungsstrategien.

Entsprechend sollte diese Fertigkeit in der Therapie bei jeder sich bietenden Gelegenheit trainiert werden. Dazu bieten sich einfache Schemata wie das folgende an, die den Vorgang in überschaubare Einzelschritte gliedern:

- Klare und konkrete Definition des Problems
- Brainstorming

- Vergleich der Vor- und Nachteile der im Brainstorming gefundenen Lösungsansätze
- Auswahl der besten Lösung
- Planung, Vorbereitung und Übung
- Umsetzung
- Evaluation des Ergebnisses.

Reattribution der Verantwortlichkeit

Süchtige neigen dazu, sich als ohnmächtige Opfer (der Umstände, der Gesellschaft, der Ökonomie, einzelner Menschen) zu erleben. Diese Wahrnehmungsverzerrung, die die Selbstwirksamkeit entscheidend schwächt und zu unproduktivem Selbstmitleid führt, sollte, wo immer sie sich zeigt, konsequent bearbeitet werden. Dazu eignen sich vor allem das sokratische Fragen und der Rückgriff auf vorhandene Ressourcen und Erfolge.

Stimuluskontrolle

Mit diesem Begriff wird die Fähigkeit bezeichnet, in auslösenden Situationen auftretendes Suchtmittelverlangen zu bewältigen. Hier steht ein breites Spektrum von Verfahren zu Verfügung (Beck et al. 1993); möglichst früh in der Behandlung sollte der für den jeweiligen Patienten hilfreichste Ansatz ermittelt und eingeübt werden:

- Ablenkung, Gedankenstopp
- rationale Gegengedanken, Robinsonliste der Vor- und Nachteile des Trinkens
- Entspannungsübungen
- Imaginationstechniken: So kann man sich das Verlangen z. B. als mächtige Woge vorstellen, die sich dann doch nur wirkungslos am Strand verläuft, oder der Abhängige kann sich selbst als Surfer imaginieren, der souverän auf dieser Welle reitet.

7.3.3 Struktur

Mangel an Struktur (und Transparenz) stellt einen oft unterschätzten regressionsfördernden Faktor von enormer Potenz dar; er begünstigt (s. Kapitel 8) die Entstehung unerwünschter, die Therapie behindernder Übertragungsphänomene wie die Entwicklung pathologischer Gruppenprozesse. Gleichzeitig erschwert das Fehlen von Struktur es Patienten ungemein, sich auf die Anforderungen, die der therapeutische Prozess an sie stellt, adäquat einzustellen und die immer knappe und kostbare Therapiezeit verantwortlich und sinnvoll zu nutzen.

Darüber hinaus erinnert die Existenz einer vorgegebenen obligatorischen Struktur auch Therapeuten immer wieder daran, dass die kognitive Therapie sich als planvoll organisiertes System interagierender Interventionen versteht.

Entsprechend basieren kognitive verhaltenstherapeutische Therapieverfahren prinzipiell auf einer gemeinsam mit den Patienten erstellten verbindlichen *Agenda* (im Sinne einer Tagesordnung oder eines Zeitplans), für deren Einhaltung beide Partner die Verantwortung übernehmen. Dies gilt für die Gesamtbehandlung wie für jede einzelne Behandlungssitzung.

Die *Gesamtbehandlung* gliedert sich in 3 Phasen:

Phase 1

- Etablierung des Arbeitsbündnisses, Einübung des kognitiven Modells und der Technik der Selbstexploration an konkreten, aktuell bedeutsamen und emotional besetzten Themen; möglichst schnelle Vermittlung von Erfolgserlebnissen
- Vermittlung von Stimuluskontrolle
- Überprüfung der diagnostischen Hypothesen in Kooperation mit dem Patienten
- Gemeinsame Erarbeitung der Therapieziele und einer Therapieagenda, die eine Rangfolge der Ziele festlegt

Phase 2

Durcharbeiten der Therapieagenda:

- Identifikation und Modifikation pathologischer/suchterhaltender Grundannahmen und Kognitionen
- Training von Problemlösungsstrategien

Phase 3

- Planung weiterführender Maßnahmen
- Abschied.

Auch jede einzelne *Therapiesitzung* ist verbindlich strukturiert. Dabei kann z. B. folgendes Schema benutzt werden:

1. Rückmeldung über die Zeit seit der letzten Sitzung
2. Stimmungscheck
3. Besprechung der Hausaufgaben
4. Gemeinsame Festlegung der Agenda für die aktuelle Stunde (zu besprechende Themen, Zeitaufwand pro Thema)
5. Gliederung der Sitzung durch Kurzzusammenfassungen des Therapeuten
6. Besprechung der Hausaufgabe für die nächste Sitzung
7. Feedback von Patienten und Therapeuten.

7.4 Gegenüberstellung Coping-Skills-Training/ kognitive Therapie

In wissenschaftlichen Untersuchungen (s. Kapitel 2) ließen sich bisher keine Unterschiede in der Wirksamkeit zwischen den beiden Therapieverfahren nachweisen; auch Subgruppen von Abhängigen, die in besonderer Weise von der einen oder der anderen Technik profitieren, konnten nicht identifiziert werden.

Dennoch bestehen nach der klinischen Erfahrung einige gravierende und für die Anwendung durchaus relevante Unterschiede zwischen den beiden Therapieansätzen, die vor allem die Handhabbarkeit betreffen:

So ergibt sich in der Praxis der Eindruck, dass Patienten, die noch keine Erfahrung mit Psychotherapie besitzen und wenig trainiert in Introspektion und Verbalisierung sind (und natürlich auch Patienten mit alkoholbedingten Einschränkungen der Hirnfunktion) vom kognitiven Ansatz leicht überfordert werden bzw. sehr viel Zeit benötigen, das kognitive Modell und die Selbstexploration zu erlernen.

Andererseits besteht bei intellektuell begabteren Abhängigen die Gefahr, dass sie zwar sehr rasch das kognitive Therapieprinzip auf der rationalen Ebene erfassen, es aber nur schematisch anwenden, ohne dass es zu tatsächlich verändernd wirksamen neuen Erfahrungen und zu Verhaltensänderungen käme. (In diesem Kontext sollten Therapeuten sich immer bewusst sein, dass Lerneffekte umso größer sind, je mehr sie mit aktuell relevanten subjektiven Problemen und mit emotionaler Beteiligung verbunden sind.)

Was die Therapeuten betrifft, haben beim Einsatz kognitiver Techniken vor allem Ungeübte oft große Schwierigkeiten, unproduktive Diskussionen mit den Patienten zu vermeiden und die Struktur der Sitzungen aufrecht zu erhalten: Dies erhöht das Risiko des Auftretens von die Behandlung beeinträchtigenden Widerstands- und Übertragungsphänomenen und von regressiven Gruppenprozessen (s. Kapitel 8). Zudem wurde die kognitive Therapie für den Einsatz im Einzelgespräch entwickelt; bei ihrer Anwendung im Gruppensetting ist es oft schwierig, für alle Teilnehmer bedeutsame (und ihren kognitiven Fähigkeiten entsprechende) Themen zu entwickeln.

Dagegen wird das Social-Skills-Training auch von eher intellektuell veranlagten Patienten überraschend gut akzeptiert; es ist komplikationslos in der Gruppe einsetzbar und vermittelt schnelle positive Therapieerfahrungen. Darüber hinaus ermöglicht es intensive emotionale Erfahrungen, die den Lerneffekt erheblich verstärken, und eine direkte Überprüfung des Transfers theoretischer Einsichten in Handlungskompetenz.

Andererseits sind die Mittel des Rollenspiels und des Verhaltensexperiments nur sehr begrenzt geeignet, komplexere Fertigkeiten und Problemlösungsstrategien zu erarbeiten. Zudem beeinflusst natürlich auch das Social-Skills-Training über die Erfahrungen, die es vermittelt, indirekt die kognitiven Prozesse der Patienten. Es stellt aber keine Instrumente zur Verfügung, sie gezielt zu modifizieren.

Auf der Basis dieser Erfahrungen kombiniert die Integrative Verhaltenstherapie die beiden Techniken mit dem Ziel, ihre jeweiligen Vorteile optimal zu nutzen und ihre unerwünschten Effekte zu minimieren.

8 Typische Probleme

Die Entwicklung und Aufrechterhaltung einer adäquaten und produktiven therapeutischen Haltung in der Arbeit mit Süchtigen wird durch eine Reihe von Faktoren behindert und immer wieder in Frage gestellt; entsprechend sollten Therapeuten in diesem Bereich die eigene Einstellung und das eigene Verhalten in der Behandlungssituation immer wieder besonders kritisch reflektieren. In der Praxis erscheinen dabei vor allem die folgenden Themenkomplexe relevant:

8.1 Emotionalisierung

Im Vergleich zu anderen psychiatrischen Erkrankungen, die im öffentlichen Bewußtsein kaum präsent sind und im unmittelbaren Kontakt zunächst vor allem Befremden und Erschrecken hervorrufen, scheint von Suchterkrankungen ein spezifischer und besonders intensiver emotionalisierender Effekt auszugehen, der die individuelle wie die gesellschaftliche Einstellung gegenüber Süchtigen entscheidend prägt.

Die Ursachen dieses Phänomens können in diesem Rahmen nicht erschöpfend analysiert werden; ein wesentlicher Faktor besteht sicher darin, dass (sieht man von schwächeren, nicht pathologischen Formen der Angst und Depression ab) den meisten von uns aus eigener Erfahrung die Sucht so nahe steht wie kein anderes psychiatrisches Krankheitsbild: fast jeder kennt Abhängige in seinem persönlichen Umfeld, nahezu alle Menschen unseres Kulturkreises verfügen über Erfahrungen mit der Wirkung von Rauschdrogen, und ein weiterhin nicht unbeträchtlicher Anteil der Bevölkerung (die Rede ist von den Nikotinabhängigen) ist aus eigenem Erleben auch mit eigenem süchtigem Verhalten vertraut.

Vor diesem Hintergrund ist die in unserer Gesellschaft zu beobachtende Spaltung in sozial akzeptierte, zunächst oft positiv sanktionierte, bagatellisierte und verheimlichte Formen des Substanzmittelmissbrauchs und der Abhängigkeit einerseits und in kriminalisierte und skandalisierte Varianten andererseits sicher auch als Versuch der Abwehr des Bewusstseins eigener Betroffenheit und Gefährdung zu interpretieren.

Dazu kommt, dass die Haltung weiter Kreise der Bevölkerung (und auch vieler Betroffener selbst) gegenüber Abhängigkeitserkrankungen weiterhin zumindest implizit von den ursprünglich vor allem aus der religiösen Sphäre stammenden moralischen Kategorien der Sündhaftigkeit, des Lasters, der Willensschwäche und der Haltlosigkeit wesentlich geprägt wird.

Schließlich ist in diesem Kontext auch der im unmittelbaren Kontakt mit Abhängigen fast regelhaft entstehende Affekt fassungsloser, oft auch wütender Ohnmacht gegenüber der unbelehrbar und willkürlich erscheinenden Autodestruktivität süchtigen Verhaltens von großer Bedeutung.

Die Auswirkungen dieser Erlebensweisen und Einstellungen auf den therapeutischen Umgang mit Abhängigen sind bis heute nachweisbar (Schlösser 1990). Dies betrifft sowohl die Organisation des Versorgungssystems wie die therapeutischen Ideologien und Strategien.

Auf der Ebene der therapeutischen Haltung besteht so (gerade im Umgang mit intoxikierten Abhängigen in frühen Stadien der Motivation) immer wieder die Gefahr des Rückfalls in moralisierend abwertende Einstellungen und Verhaltensweisen.

Gleichzeitig reagieren viele Therapeuten auf die oft deutlich spürbaren Schamgefühle ihrer abhängigen Klienten mit einer Befangenheit, die es ihnen unmöglich macht, die Sucht und ihre Auswirkungen angemessen klar zu explorieren und zu benennen.

8.2 Unterschätzung der Eigendynamik süchtigen Verhaltens

Diese peinliche Befangenheit gegenüber dem Thema Sucht trägt mit bei zur Neigung vor allem psychotherapeutisch engagierter Therapeuten, die Eigendynamik von Suchterkrankungen zu unterschätzen:

So kann es geschehen, dass die Abhängigkeit gerade in längeren Behandlungsverläufen allmählich in Vergessenheit gerät, dass Risikosituationen für die Entwicklung von Rückfällen (und die Kompetenz, sie zu bewältigen) von Therapeuten wie Patienten nicht mehr korrekt eingeschätzt werden und dass schließlich auch manifeste Rückfälle bagatellisiert oder übersehen werden.

Typischerweise sind dies Fälle, in denen beide Seiten den Eindruck haben, voller Motivation und durchaus erfolgreich dramatische suchterhaltende neurotische Konflikte zu bearbeiten, um dann überrascht feststellen zu müssen, dass der Patient bereits auf eine banale Alltagsbelastung mit einem massiven Rückfall reagiert: oder, schlimmer noch, dass er bereits seit längerer Zeit sich und seinem Therapeuten die Wiederaufnahme des Suchtmittelkonsums verheimlicht hat.

8.3 Mangelnder Einbezug physiologischer Faktoren

Zusätzlich erschwert wird die Entwicklung einer adäquaten fachlichen Einstellung zu Suchterkrankungen dadurch, dass Informationen über neurobiologische Korrelate süchtigen Verhaltens erst seit einigen Jahren zur Verfügung stehen. Zudem war das Störungskonzept lange von einer Dichotomie zwischen psychologischen und biologischen Erklärungsansätzen gekennzeichnet.

Erst in den letzten Jahren löst diese Polarität sich auf in einer Auffassung von Suchtentwicklung als multifaktoriell bedingtem Geschehen, nach der die manifeste Abhängigkeit mit ihrer relativ uniformen Symptomatik die gemeinsame Endstrecke sehr heterogener pathogenetischer Prozesse und Interaktionen darstellt, die gegenwärtig in ihrer Komplexität erst ansatzweise aufgeklärt sind.

Allerdings steht diese theoretische Erkenntnis immer wieder in der Gefahr, zu einem unverbindlichen Lippenbekenntnis degradiert zu werden:

In der therapeutischen Praxis fällt es oft schwer, eine rein psychologische Betrachtungsweise aufzugeben und sich z. B. immer wieder bewusst zu machen, dass Abhängigkeitskranke sich gerade in den ersten Tagen und Wochen nach Entgiftungsbeginn in einer physiologischen Notlage befinden: und dass sie zudem meist aus eigener Erfahrung wissen, dass Alkohol sie unmittelbar aus dieser Not befreien kann.

Dasselbe gilt für das auf Nichtbetroffene oft völlig selbstzerstörerisch und unkontrolliert wirkende Rückfallverhalten, das nur allzu leicht als Symptom schwerer autodestruktiver Persönlichkeitsstörungen oder als Zeichen unzureichender Impulskontrolle interpretiert wird:

Hier sollten sich Therapeuten immer wieder vergegenwärtigen, dass auch süchtige Mäuse, die nach Abstinenzphasen erneut die Möglichkeit erhalten, Suchtmittel aufzunehmen, initial einen exzessiven Konsum zeigen und sich schon innerhalb weniger Tage wieder auf extrem hohen Suchtmittelspiegeln einpegeln (s. Kapitel 1).

8.4 Therapie als Kränkung und Bedrohung

Therapeuten neigen dazu, immer wieder zu vergessen, dass die Tatsache, auf fremde Hilfe angewiesen zu sein, von vielen Menschen (mehr oder minder vordergründig und bewusst) als Kränkung oder Bedrohung erlebt wird:

Vor allem narzisstisch geprägte Persönlichkeiten können die Notwendigkeit, sich einer Behandlung zu unterziehen, als massive Verletzung und Bedrohung des eigenen grandios überhöhten Selbstbilds erleben und zudem heftige Neidgefühle auf ihre Therapeuten entwickeln, die sie als in unerträglicher Weise überlegen, gesünder und kompetenter erleben.

Dagegen aktiviert die therapeutische Situation bei schizoiden, dependenten und selbstschädigenden Persönlichkeitsstörungen vor allem alte Ängste vor den Gefahren von emotionaler Nähe und Abhängigkeit. Ähnlich reagieren Patienten, die durch Missbrauchserfahrungen traumatisiert wurden.

8.5 Divergente Erwartungen

Ebenso häufig wird nicht ausreichend bedacht, dass Suchtkranke, die zum ersten Mal mit dem professionellen Hilfesystem in Kontakt kommen, in der Regel nicht über die Art der Behandlung und über psychotherapeutische Interaktionsgewohnheiten informiert sind.

Dies führt immer wieder (besonders schwerwiegend im stationären Bereich) zu Missverständnissen und Konflikten: Während Therapeuten ganz selbstverständlich von ihren Patienten erwarten, dass sie möglichst früh Eigeninitiative entwickeln und zumindest eine Teilverantwortung für den Gesundungsprozess übernehmen, verbinden uninformierte Patienten mit der Patientenrolle traditionell die Vorstellung von passiver Gefügigkeit.

Schließlich sollten Therapeuten sich immer bewußt sein, dass die wenigsten Suchtkranken sich tatsächlich freiwillig in die Behandlung begeben: Dieses Erleben verstärkt die ohnehin vorhandene Scham und das Erlebnis der Kränkung und führt oft zu trotzigen und antitherapeutischen Gegenreaktionen.

Alle diese Punkte sollten ggfs. offen und in taktvoller Weise angesprochen werden; ein wesentliches Ziel jeder Therapie (gerade in den Anfangsphasen einer Behandlung) besteht so darin, Patienten möglichst konkret erfahrbar zu machen, dass Psychotherapie ihnen trotz dieser unvermeidlichen Ängste, Kränkungen und äußeren Zwänge die große Chance zur individuellen Weiterentwicklung und zur Realisierung jeweils eigener Ziele bieten kann.

8.6 Übertragung und projektive Identifizierung

Die integrative Verhaltenstherapie beschränkt sich explizit auf verhaltenstherapeutische Techniken. Allerdings bezieht sie in einigen wesentlichen Bereichen psychoanalytische Konzepte und Ergebnisse in die Gestaltung und Planung der therapeutischen Interaktion mit ein.
Insbesondere betrifft dies die unbewussten Aspekte der Beziehung zwischen Therapeut und Patient und die Entwicklung spezifischer Gruppenprozesse:

8.6.1 Umgang mit Übertragung und Regression

Übertragungsphänomene (im Sinne der Reaktivierung früherer Erlebens- und Verhaltensmuster in der aktuellen Realität) sind ein Element jeder menschlichen Beziehung. Allerdings zielt die Integrative Verhaltenstherapie (anders als die Psychoanalyse und tiefenpsychologisch orientierte Verfahren) nicht darauf ab, die Entstehung von Übertragungsbeziehungen systematisch zu forcieren und ihre Analyse und Bearbeitung zu zentralen diagnostischen und therapeutischen Instrumenten zu machen.

Übertragungsphänomene sollten daher nur in Einzelfällen thematisiert und therapeutisch genutzt werden:

Dies kann einmal der Fall sein, wenn aus der Vergangenheit stammende Erlebensmuster das aktuelle Verhalten in einer ganz evidenten und auch für den Patienten bewusstseinsnahen Weise prägen und damit einer direkten Bearbeitung leicht zugänglich sind. Übertragungsdeutungen können in dieser Konstellation wesentlich dazu beitragen, Patienten konkret erlebbar zu machen, dass auch schädliche Erlebens- und Verhaltensweisen ursprünglich sinnvolle Funktionen erfüllten. Gleichzeitig erhöhen solche geglückten Deutungserlebnisse oft sehr effektiv die Motivation von Patienten, ihr Erleben und Denken auf weitere Spuren kindlicher Erfahrungen hin zu untersuchen.

Zum anderen können Übertragungsphänomene sich zu sehr ernsthaften *Therapiehindernissen* entwickeln:

Psychotische Patienten und schwer gestörte Borderline-Patienten können (insbesondere unter emotionalem Stress) die Fähigkeit verlieren, zwischen Vergangenheit und aktueller Realität zu unterscheiden und dann z. B. in wahnhafter Weise den Therapeuten tatsächlich mit einer verfolgenden und bedrohlichen Mutterfigur gleichsetzen.

Weit häufiger sind es aber Reaktivierungen kindlicher Beziehungen und Konflikte, die den Therapieprozess bedrohen und beeinträchtigen, indem sie Patienten daran hindern, die therapeutische Beziehung als offene und neue Erfahrung zu erleben und die darin liegenden Entwicklungschancen zu nutzen.

Zu den häufigsten Störungen dieser Art zählen

- die Übertragung kindlicher Konflikte mit väterlicher Autorität und rivalisierenden Geschwistern auf die therapeutische Situation,
- die Reaktivierung alter Ängste vor Abhängigkeit oder Autonomie, die Patienten daran hindern kann, sich aus Angst vor Verlust der Autonomie auf ein Arbeitsbündnis einzulassen: oder sie umgekehrt aus Furcht vor der Selbständigkeit daran hindert, gesünder zu werden und sich aus der therapeutischen Beziehung zu lösen,
- die Übertragung von ursprünglich auf die Eltern gerichteten emotionalen Bedürfnissen auf Therapeuten (oder auch Mitpatienten): Hier kann das Spektrum von der unkritischen Idealisierung der Therapie und des Therapeuten bis zur Verliebtheit reichen. Nicht selten entwickeln Patienten vor diesem Hintergrund vorschnelle, in der Realität nicht haltbare Behandlungsfortschritte und Scheinheilungen, weil sie glauben, damit die Wünsche des bewunderten oder gar geliebten Therapeuten erfüllen zu können.

Mit den Übertragungsphänomenen eng verbunden ist das Thema der Regression:

Die Zuweisung des Patientenstatus und insbesondere das stationäre Behandlungssetting üben auf viele Patienten einen erheblichen regressiven Sog im Sinne der Reaktivierung passiver, hilfloser kindlicher Bedürfnisse und Verhaltensweisen auf, die in ihrer Bedeutung als Therapiehindernis nicht unterschätzt werden sollten.

Die Bearbeitung von Regression und Übertragung erfordert vor allem Taktgefühl und sorgfältiges Timing, um Patienten nicht zu überfordern oder zu kränken. Vorrangig sollten die Phänomene und ihre schädlichen Auswirkungen auf den

Therapieprozess in der aktuellen Realität klar beschrieben und gemeinsam mit dem Patienten auf Verhaltensalternativen hin untersucht werden.

Rekonstruktive genetische Deutungen im Sinne der direkten expliziten Verbindung zwischen aktuellem Erleben und kindlichen Erfahrungen können es Patienten erleichtern, ihr pathologisches und selbstschädigendes Erleben und Verhalten als ursprünglich sinnvolles Ergebnis der eigenen Biographie zu verstehen und in ihr Selbstbild zu integrieren. Dennoch sollten sie nur äußerst zurückhaltend eingesetzt werden, da sie von vielen Patienten als Verletzung, als überwältigendes Eindringen oder auch als Schuldzuweisung erlebt werden.

In jedem Fall sollten genetische Deutungen nach der alten Regel Freuds (1913) von oben nach unten erfolgen, sich also zunächst auf bewusstseinsnahes und wenig konflikthaftes Material beschränken.

So kann es beispielsweise durchaus sinnvoll sein, das oft sehr ausgeprägte Misstrauen von durch Missbrauchserlebnisse traumatisierten Patientinnen gegenüber männlichen Therapeuten klar zu benennen und auch mit dem Trauma in Verbindung zu bringen, während es in aller Regel kontraindiziert ist, die ebenfalls fast regelhaft gleichzeitig bestehende Identifikation mit dem Aggressor und die vielfältigen Schuldgefühle dieser Patientinnen in Deutungen einzubeziehen.

8.6.2 Gegenübertragung und projektive Identifizierung

Gegenübertragung und projektive Identifizierung sind in der Praxis oft nur unscharf gegeneinander zu differenzieren.

Prinzipiell besteht der Unterschied darin, dass im Falle der Gegenübertragung das Verhalten des Patienten im Therapeuten aus der eigenen Biographie stammende Erlebens- und Verhaltensweisen mobilisiert: Im klassischen Fall sind es rivalisierende oder verführerische Verhaltensweisen des Patienten, die korrespondierende Reaktionen im Therapeuten provozieren.

Dagegen projiziert der Patient im Fall der projektiven Identifizierung eigenes psychisches Material in den Therapeuten mit der (unbewussten) Absicht, sich selbst von diesen Inhalten zu entlasten und den Therapeuten manipulativ zu kontrollieren und handlungsunfähig zu machen. Dieses Phänomen tritt vor allem auf in der Behandlung von Abhängigen, die an antisozialen, narzisstischen und Borderline-Persönlichkeitsstörungen leiden (Literaturübersicht bei Kernberg 1988 und Beck et al. 1993).

So können beispielsweise (dies sind auch die häufigsten Konstellationen in der Praxis) Patienten eigene negative und destruktive Anteile in den Therapeuten projizieren und diesen in die Rolle des Verfolgers oder Aggressors drängen: oder umgekehrt eine verschworene, hochidealisierte und gänzlich kritiklose Gemeinschaft mit dem Therapeuten herstellen, die es dem Therapeuten unmöglich macht, das Verhalten des Patienten noch objektiv/kritisch zu beobachten und zu beurteilen.

Häufig kommt es auch zu der Situation, dass Patienten, die sich zur Wiederaufnahme süchtigen Trinkverhaltens entschlossen haben, die Verantwortung dafür aber dem Therapeuten zuschreiben wollen, einen Behandlungsabbruch erzwingen, indem sie den Therapeuten durch diese manipulativen Mechanismen dazu bringen, eine Behandlung aus disziplinarischen Gründen vorzeitig abzubrechen.

Vorsicht (und ggfs. die Beratung mit einem Supervisor) ist daher immer dann geboten, wenn Therapeuten irrationale oder mit dem eigenen Selbstbild und dem üblichen Verhalten eigentlich nicht vereinbare Einstellungen und Interaktionsweisen in der Beziehung zu einem Patienten an sich feststellen: Insbesondere, wenn sie das Bedürfnis entwickeln, Patienten übermäßig zu kontrollieren, zu konfrontieren oder zu bestrafen: oder wenn sie beginnen, Patienten zu bevorzugen und in besonderer Weise zu behandeln, deren Ideologie zu übernehmen oder Geheimnisse gegenüber dem übrigen Behandlungsteam mit ihnen zu teilen.

Therapeutisch besteht das Vorgehen vor allem darin, sich als Therapeut die eigene Verstrickung bewusst zu machen und in der Interaktion mit dem Patienten den Realitätsbezug wieder herzustellen.

8.7 Besonderheiten des Gruppensettings

Psychotherapie wird sehr oft relativ unreflektiert aus ökonomischen und organisatorischen Gründen oder aus ideologischen Motiven (z.B. aus dem Glauben an die heilende Kraft der Therapeutischen Gemeinschaft heraus) als Gruppentherapie organisiert.

Dabei wird in vielen Fällen übersehen, dass sich innerhalb von Gruppen (dies gilt für Patienten ebenso wie für therapeutische Teams) regelhaft spezifische Prozesse entwickeln, die den Behandlungsprozess sowohl fördern wie behindern können.

Diese Prozesse wurden vor allem von psychoanalytischen Autoren ausführlich beschrieben und untersucht (Übersichten bei Finger-Trescher 1991 und Kernberg 2000), sie lassen sich wie folgt zusammenfassen:

Unabhängig vom gewählten Therapieverfahren haben Gruppen eine Reihe von *unspezifischen supportiven und entwicklungsfördernden Wirkungen*:

- Sie können im günstigen Fall ihren Mitgliedern ein hohes Maß an emotionaler Geborgenheit und Unterstützung bieten und auch außerhalb der Therapie zur Entwicklung sozialer Netzwerke beitragen.
- Sie stellen gute Trainingsmöglichkeiten für kognitive und kommunikative Fertigkeiten und für die Förderung der Verbalisierungsfähigkeit dar.
- Sie bieten gute Voraussetzungen für das Lernen am Modell: Dies gilt für den Erwerb von Techniken und Problemlösungsstrategien wie für die Wahrnehmung eigener Emotionen und den Umgang mit ihnen.
- Darüber hinaus ermöglichen sie auch Patienten, die in der Einzeltherapie die Nähe zum Therapeuten und die Abhängigkeit von ihm als übermäßig bedrohlich erleben, die Teilnahme an einer Psychotherapie. Wegen dieses

größeren Abstands zum Therapeuten entwickeln sich zudem weit seltener als in der Einzeltherapie negativ wirksame Verstrickungen zwischen einzelnen Patienten und dem Therapeuten auf der Übertragungsebene.

Diesen positiven Effekten steht allerdings eine Reihe *gravierender Nebenwirkungen* gegenüber:

- Idealerweise oszilliert in der Gruppentherapie die Aufmerksamkeit des Therapeuten zwischen dem Gruppengeschehen in seiner Gesamtheit und der Problematik der einzelnen Teilnehmer: Dennoch ist es gerade bei relativ kurzen Behandlungszeiten nahezu unvermeidlich, dass einzelne Teilnehmer (meist sind es die mit eher undramatischer Psychopathologie) gegenüber anderen vernachlässigt und benachteiligt werden. Dies sollte man auch bei der Bearbeitung von Rückfällen einzelner Patienten in der Gruppe bedenken: Einerseits bietet diese Situation natürlich eine optimale Gelegenheit zum Lernen am Modell, andererseits beeinträchtigt die Analyse von Abstinenzverletzungen einzelner Teilnehmer (insbesondere, wenn sie gehäuft auftreten) oft die übrigen Patienten in der Verfolgung ihrer jeweiligen Ziele.
- Insbesondere beim Einsatz kognitiver Therapieverfahren ergibt sich immer wieder das oft nicht befriedigend lösbare Problem, ein tatsächlich alle Teilnehmer betreffendes Gruppenthema zu identifizieren und es in einer Weise zu bearbeiten, die den Verständnis- und Kooperationsmöglichkeiten aller Teilnehmer gerecht wird.

Schließlich besitzt das Gruppensetting (wie die klassische analytische Couch) ein enormes *regressives* Potential, das von verhaltenstherapeutisch orientierten Behandlern oft unterschätzt wird.

Die grundlegenden Formulierungen zu dieser Thematik stammen von Bion (1961), der in den 40er und 50er Jahren des vergangenen Jahrhunderts das Verhalten von Patienten in Gruppen beobachtete, deren Leiter sich nondirektiv-passiv verhielten und sich in ihren Interventionen auf beschreibende Kommentare des Gruppengeschehens beschränkten.

Bion identifizierte dabei 3 spezifische Formen der Regression (er verwendete dafür den Ausdruck *Grundannahme*) in ungeleiteten bzw. insuffizient geführten Gruppen, die sich partiell miteinander vermischen und sich in raschem Wechsel abwechseln können:

1. Die Grundannahme der ***Abhängigkeit***: Hier erleben sich die Teilnehmer als hilflos-abhängig von einer übermäßig idealisierten Führerfigur (dabei kann es sich um den Therapeuten, aber auch um einen inoffiziellen Anführer handeln), an die völlig unrealistische Heilserwartungen gestellt werden. Da der jeweilige Anführer diese Erwartungen naturgemäß nicht erfüllen kann, erschöpfen sich diese Gruppen sehr bald im Entwerten, Absetzen und Neuwählen immer neuer Führerfiguren. Aus den Bereichen der Politik und der Organisations- und Institutionspsychologie ließen sich Beispiele für solche Entwicklungen in beliebiger Anzahl anführen; in der Suchttherapie kann es unter stationären Bedingungen (insbesondere auf Abteilungen, die nach dem Prinzip der Therapeutischen Gemeinschaft den Patienten die eigenständige Organisation weiter Bereiche des Stationslebens überlassen) zur

Etablierung regelrechter Parallel- oder Gegenhierarchien zum therapeutischen Team kommen. Besonders zerstörerisch sind diese Prozesse deshalb, weil sie regelhaft die am tiefsten regredierten Patienten bzw. die Patienten mit der schwersten Pathologie (meist handelt es sich um narzisstische oder antisoziale Persönlichkeitsstörungen) an die Spitze bringen. Eine verdeckte Variante dieser Entwicklung besteht darin, dass die Gruppenteilnehmer sich gleichsam stillschweigend verabreden, einem besonders schwer gestörten und therapeutisch kaum erreichbaren Mitpatienten völlig das Spielfeld zu überlassen, während die übrige Gruppe fasziniert verfolgt, wie der Therapeut sich an diesem einzelnen Patienten abmüht und darüber die Bedürfnisse der übrigen Teilnehmer aus den Augen verliert.

2. Die ***Kampf-Flucht***-Grundannahme: Solche Gruppen beziehen ihren Zusammenhalt und ihre Identität aus der diffusen Wahrnehmung einer realen oder imaginierten äußeren Bedrohung, gegen die die Gruppe sich als verschworene Gemeinschaft zusammenschließt. Auch hier ließen sich zahlreiche Beispiele aus den Gebieten der Politik und der Soziologie aufzählen, in denen Gruppen oder Nationalitäten ihr unsicheres Identitätsgefühl zu stärken suchen, indem sie sich ein äußeres Feindbild schaffen und es bekämpfen. In der therapeutischen Situation wirkt sich dieser Prozess besonders deletär aus, weil als Feind meist der Therapeut oder die therapeutische Institution gewählt wird. Damit entsteht ein extrem paranoides Klima, in dem Patienten therapeutische Interventionen nur noch verzerrt und verfälscht aufnehmen können.

3. Die Grundannahme der ***Paarbildung***: Hier setzt die Gruppe alle ihre irrationalen Heilserwartungen in ein (meist heterosexuelles) Paar, das sich innerhalb der Gruppe gebildet hat. (Dieses Phänomen ist im stationären Setting, in dem die Gelegenheit zur Paarbildung naturgemäß größer ist als im ambulanten Bereich, fast regelhaft zu beobachten.) In der Gruppe entsteht dann typischerweise ein hoch erotisiertes, von Bewunderung und teilweise auch von Neid auf das glückliche Paar geprägtes Klima, das eine Bearbeitung der tatsächlichen Probleme der Teilnehmer letztlich unmöglich macht. Zur Illustration dieses Phänomens sei auf das beharrlich anhaltende intensive Interesse der breiten Öffentlichkeit an den Affairen gekrönter Häupter verwiesen, das von den realen gesellschaftlichen und politischen Problemen völlig abgelöst erscheint. Entsprechend kann eine Paarbildung auch in der Therapie die Aufmerksamkeit einer Gruppe völlig absorbieren.

In psychoanalytisch orientierten Behandlungen werden diese regressiven Phänomene mit der Problematik der einzelnen Patienten und der Gruppensituation in Verbindung gebracht und gedeutet.

Im Gegensatz dazu ist die Verhaltenstherapie bestrebt, diese regressiven Entwicklungen zu verhindern oder möglichst frühzeitig zu unterbrechen und damit die *Arbeitsfähigkeit* (wie Bion es nannte) der Therapiegruppen zu sichern.

Essentielle Voraussetzungen dazu sind

- die Orientierung der Therapie an gemeinsam vereinbarten klar formulierten Zielen

- die strikte Strukturierung jeder einzelnen Sitzung und des gesamten Behandlungsverlaufs durch verbindliche Agendas
- die konsequente Verankerung der Therapie in der Realitätsebene
- die möglichst frühzeitige Intervention beim Auftreten von regressiven Phänomenen; dabei sollte der Akzent auf der Herausarbeitung der für den Fortschritt der Behandlung schädlichen Aspekte liegen.

Während sich solche regressiven Gruppenphänomene unter dem Einsatz von Coping-Skills-Techniken nur selten entwickeln, da hier die Gruppe durch die hohe Strukturierung des Sitzungsablaufs und die Beschäftigung mit operationalisierten, konkreten Arbeitsaufgaben kaum Raum zur ungelenkten Beschäftigung mit sich selbst findet, treten sie beim Einsatz kognitiver Techniken wesentlich häufiger auf. Dies geschieht insbesondere dann, wenn es nicht gelingt, die Strukturierung der Sitzung durchzusetzen, ein für alle Teilnehmer relevantes Thema zu identifizieren und eine aufgabenorientierte Kooperation (statt einer frei flottierenden ziellosen Diskussion) zu organisieren.

Entsprechend hoch sind die Anforderungen an das behandlungstechnische Geschick und die gruppentherapeutische Erfahrung der Therapeuten bei der Durchführung kognitiver Therapie im Gruppensetting.

9 Psychotherapeutische Diagnostik und Therapieplanung

9.1 Diagnostisches Interview

Die zur Diagnose der Alkoholabhängigkeit führenden anamnestischen Besonderheiten sind im 4. Kapitel dargestellt; über die Erfassung dieser Daten hinaus verfolgt das diagnostische Interview in der Integrativen Verhaltenstherapie 2 Ziele:

Zum einen stellt es in der Regel den ersten längeren und intensiven Kontakt zwischen Therapeut und Patient dar. Es sollte dem Patienten möglichst eine positive und als hilfreich und sinnvoll erlebte Erfahrung vermitteln und ihm einen ersten Eindruck vom kooperativen Interaktions- und Arbeitsstil der Integrativen Verhaltenstherapie vermitteln.

Entsprechend sollte das Gespräch nicht allzu rigide strukturiert werden, sich in der Reihenfolge der Themen an den aktuellen Bedürfnissen des Patienten orientieren und unfruchtbare Konfrontationen ebenso vermeiden wie als kränkend erlebte diagnostische Etikettierungen.

Zum anderen soll das Gespräch inhaltlich dem Therapeuten eine Einschätzung der Ressourcen und Defizite des Patienten, seiner Motivation und seiner Kooperationsfähigkeit ermöglichen und die Grundlage für erste probatorische Hypothesen über wesentliche Kognitionsstile und Grundannahmen und die innerpsychische Funktion des Suchtmittelkonsums schaffen.

Darüber hinaus soll es zur Formulierung (bzw. zum Ausschluss) einer psychiatrischen Diagnose nach den Kriterien der ICD 10 oder des DSM IV (Achse I und II) führen.

9.2 Psychiatrische Diagnose

Suchttherapeuten neigen allzu oft dazu, auf eine *fundierte psychiatrische Diagnose* und die Erhebung einer *aussagekräftigen biographischen Anamnese* zu verzichten bzw. entsprechende Informationen zu vernachlässigen. Zur Begründung führen sie meist an, dass im Zentrum ihrer therapeutischen Bemühungen doch die Suchterkrankung und nicht eine eventuell vorliegende psychiatrische Komorbidität stehe.

Insbesondere diskretere und weniger auffällige Störungen werden so oft übersehen, gleichzeitig bleiben wesentliche Möglichkeiten der Therapieplanung und der prognostischen Einschätzung ungenutzt.

Zudem gibt die Diagnose psychiatrischer Begleiterkrankungen wichtige Hinweise auf typische die Sucht aufrecht erhaltende Kernüberzeugungen und Konstellationen:

- So sind bei depressiven Störungen häufig die Kernüberzeugungen der eigenen Ohnmacht und Unliebenswürdigkeit und eine Tendenz zu negativen Generalisierungen anzutreffen, während
- Angstpatienten im klassischen Fall unter dem hoch ambivalenten Konflikt zwischen den Bedürfnissen nach schützender Abhängigkeit und angstbesetzter Autonomie leiden.
- Dagegen leiden Borderlinepatienten oft auch subjektiv unter ihrer instabilen Emotionalität, quälenden Gefühlen innerer Leere und unerträglicher Langeweile und dem Unvermögen, befriedigende Beziehungen zu anderen Menschen herzustellen, während
- bei schizoiden und narzisstischen Störungen die eigene Isolation und die in vielen Fällen enorm erhöhte Kränkbarkeit im Vordergrund steht. (Diesen Patienten ist oft auch das Erleben und die Befriedigung abgespaltener eigener emotionaler Bedürftigkeit und eigener aggressiver Anteile nur unter dem Einfluss von Rauschdrogen möglich.)

9.3 Anamnese

Hohe Relevanz haben auch anamnestische Hinweise auf das aktuelle Verhalten weiterhin prägende ungelöste Konflikte und Identifikationen mit den Eltern:

- So lässt sich bei männlichen Abhängigen die Suchtentwicklung und die dadurch bedingte Beeinträchtigung einer adäquaten beruflichen Entwicklung oft als Protest gegen väterliche Ansprüche und Erwartungen interpretieren;
- unter weiblichen Abhängigen finden sich häufig die Töchter alkoholabhängiger Väter (die zudem oft in Beziehungen mit süchtigen Partnern leben), die in ihrem Verhalten sowohl die fortbestehende Identifikation mit der vom trinkenden Vater misshandelten Mutter wie mit dem Vater ausdrücken.

Das Interview sollte daher folgende Bereiche umfassen:

- die biographische und ggfs. die spezielle psychiatrische/psychotherapeutische Anamnese
- die Darstellung der aktuellen Lebenssituation mit den 4 zentralen Bereichen Partnerbeziehung, Arbeit, Freizeit und soziale Situation
- das Selbstbild des Patienten
- sein Krankheitsmodell und seine Erwartungen an eine Therapie
- seine Motivation und Kooperationsfähigkeit
- die Intelligenz und das Verbalisierungsvermögen.

Im Detail sollte das diagnostische Interview Informationen und Daten zu den folgenden Bereichen erbringen:

- Demographische Daten: Alter, Stellung in der Geschwisterreihe, Beruf der Eltern, Schul- und Berufsausbildung, berufliche Entwicklung, aktuelle Arbeits- und Wohnsituation, finanzielle Lage, forensische Komplikationen
- Relevante biographische Daten: Beziehung zu den Eltern, Traumatisierungen, prägende Erlebnisse
- Symptome/psychische Beschwerden
- Kernüberzeugungen
- Soziale Kompetenz in den Bereichen Partnerschaft/Familie, Beruf und Freizeit, spezifische Defizite
- Ressourcen
- Suchtmittelbezogene Erwartungen/Funktion des Suchtmittelkonsums.

9.4 Therapieplan

Das diagnostische Interview soll zur Formulierung (bzw. zum Ausschluss) einer psychiatrischen Diagnose führen.

Gleichzeitig stellt es die Basis für die Skizzierung eines Therapieplans und die Entwicklung von Hypothesen zum Therapieverhalten dar. Auch dieser Aufgabe entziehen sich gerade Suchttherapeuten gern, zumal sie meist nicht unter dem Zwang stehen, zu diesen Fragen in einem Kostenübernahmeantrag an die Krankenkasse ausdrücklich Stellung nehmen zu müssen.

Gleichzeitig verführen die Alltagsroutine mit ihren festgelegten Abläufen und in manchen Fällen auch überkommene psychoanalytische Vorstellungen von Therapie als einem ungerichteten Entwicklungsprozess dazu, auf Planung im Sinne strategischer und taktischer Überlegungen zu verzichten.

Ein weiteres Risiko liegt darin, über der Beschäftigung mit psychischen Inhalten die (bei Alkoholkranken allzu oft desolate) Alltagsrealität der Patienten zu vernachlässigen: So hat z. B. statistisch der Faktor Arbeitslosigkeit einen weit höheren Vorhersagewert für die Abstinenzerhaltung als die subjektive Einschätzung der Qualität der therapeutischen Beziehung.

In der Praxis hat dies oft zur Folge, dass vor allem die Gruppentherapie zu einem schematischen Ritual verkommt, das individuelle Patientenbedürfnisse kaum wahrnimmt und berücksichtigt, dass Therapien zu mehr oder minder geglückten Improvisationsübungen geraten, oder dass die Behandlung sich als Serie aufeinanderfolgender Kriseninterventionen gestaltet.

Die Ergebnisse sollten, wie in Tabelle 9.1 demonstriert, zumindest in Stichworten schriftlich dokumentiert werden.

Tabelle 9.1. Exemplarische Dokumentation des diagnostischen Interviews

Demographische Daten: 55jähriger selbständiger technischer Übersetzer (Diplomingenieur); einziges Kind einer Offiziersfamilie, dessen Vater gegen Ende des II. Weltkriegs fiel. Wuchs mit der Mutter (die keine neue Partnerbeziehung einging) und deren lediger Schwester auf. Beruflich eher mäßig erfolgreich und wenig ehrgeizig, finanziell in gesicherter Position. Lebt allein.

Relevante biographische Daten: Von der Mutter streng in preußischer Tradition erzogen und früh als Ersatz für den verlorenen Ehemann benutzt. Mehrere langjährige Beziehungen zu Frauen, in die er nach eigenem Erleben materiell viel investierte, und die jeweils damit endeten, dass die Partnerinnen (die er im Interview kaum beschreiben kann) ihn abrupt ohne weitere Begründung verließen.

Symptome/psychische Beschwerden: Vermittelt, ohne dies selbst verbalisieren zu können, den Eindruck von schmerzlicher Isolation und Einsamkeit.

Psychiatrische Diagnose (Achse I und II DSM IV): Schizoide Persönlichkeitsstörung

Kernüberzeugungen: Hält sich für verpflichtet, die eigenen Interessen altruistisch zurückzustellen und eigene Bedürfnisse und Gefühle nicht zu äußern oder gar auszuleben.

Soziale Kompetenz: Unfähig, eigene Gefühle mitzuteilen und die anderer wahrzunehmen. Weicht Konkurrenz und Auseinandersetzung mit Männern aus, verhält sich in der Beziehung zu Frauen passiv und ritterlich, ohne die eigenen emotionalen Bedürfnisse und die der Partnerin wahrnehmen zu können.

Ressourcen: Intelligent, diszipliniert. Hat im beruflichen Bereich eine seinen Bedürfnissen entsprechende auskömmliche Nische gefunden. Deutlich spürbarer Leidensdruck. Vermag trotz seiner defizitären Kommunikationsfertigkeiten andere für sich einzunehmen und Hilfsimpulse zu aktivieren.

Suchtmittelbezogene Erwartungen/Funktion des Suchtmittelkonsums: Bevorzugt hochprozentige Spirituosen, schätzt die schnell einsetzende Wirkung, die ihn einerseits entspanne, ihm andererseits ein Gefühl der Lebendigkeit vermittle, das er sonst in seinem Leben nicht erfahre.

Therapieplan: Patient verbindet mit der Therapie die Vorstellung, wie in der Schule konkrete neue Fertigkeiten erwerben zu können. Therapiefokus: Verbesserung der kommunikativen Fertigkeiten, Versuch einer Mobilisierung der abgespaltenen Emotionalität durch Vermittlung direkter emotionale Erfahrungen. Sollte dies im Rahmen des Basismanuals in der Gruppe nicht ausreichend möglich sein, begleitende und weiterführende Einzeltherapie.

Prognose des Therapieverlaufs: Wird sich voraussichtlich sehr kooperativ und altruistisch verhalten, Konflikten ausweichen und versuchen, eigene Bedürfnisse zurückzustellen und intensivere emotionale Erfahrungen zu vermeiden.

10 Basismanual

10.1 Einleitung

Das Basismanual enthält 20 weitgehend vorstrukturierte Sitzungen, die sich jeweils in eine Einführung in das Thema, Richtlinien zur Bewältigung der Problematik und den eigentlichen Übungsteil gliedern.

Die Einführung und die Richtlinien sollten idealerweise nicht nach Art eines Frontalunterrichts präsentiert, sondern gemeinsam mit den Teilnehmern erarbeitet werden; sie sind so konzipiert, dass es Patienten in den meisten Fällen möglich sein sollte, aus ihren eigenen Erfahrungen heraus Beiträge zum jeweiligen Thema zu leisten. Die erarbeiteten Ergebnisse sollten gut sichtbar z. B. auf einer Tafel notiert werden.

In der vorliegenden Form liegt der Schwerpunkt des Manuals im Bereich des Coping-Skills-Training, damit soll den Benutzern die Suche nach geeigneten Themen und Beispielen für Rollenspiele und Hausaufgaben erleichtert werden.

Unverzichtbar erscheint die konkrete Übung im Rollenspiel nur im Themenblock A, der auf die Bewältigung rückfallträchtiger Situationen fokussiert; in den beiden anderen Themenblocks kann das Rollenspiel gegebenenfalls ganz durch kognitive Techniken ersetzt werden. Allerdings hat es sich auch in diesen Themenbereichen in 4 Funktionen bewährt:

- zur Vermittlung emotionaler Erfahrungen
- zur experimentellen Überprüfung von Annahmen und Überzeugungen
- zur Überprüfung und Sicherung des Transfers von der kognitiven auf die Verhaltensebene
- zur Strukturierung und Aufgabenorientierung der Sitzungen und zur Prophylaxe regressiver Gruppenprozesse (s. Kapitel 8).

Entsprechende Hinweise finden sich in der Darstellung der einzelnen Sitzungen.

Die Arbeitsblätter zu den Sitzungen (s. Anhang) dienen als Gedächtnisstütze für die Teilnehmer; gleichzeitig enthalten sie die Hausaufgaben.

Die einzelnen Sitzungen bauen aufeinander auf, wobei sich Komplexität und Schwierigkeitsgrad allmählich steigern. Eine Ausnahme macht der Block A, in dem teilweise schon zu Beginn relativ komplexe Anforderungen gestellt werden. Dennoch ist es nach der klinischen Erfahrung in den meisten Fällen sinnvoll, die

Fertigkeiten zur Bewältigung von Risikosituationen in der ersten Behandlungsphase (und damit in der Zeit der höchsten Rückfallgefährdung) zu vermitteln.

10.2 Praktische Durchführung

Die Sitzungen sollten in ihrem Ablauf durch eine *einheitliche Agenda* strukturiert sein:

- Rückmeldung über die Zeit seit der letzten Sitzung
- Stimmungscheck
- Besprechung der Hausaufgaben
- Einführung in das Thema der aktuellen Sitzung
- Erarbeitung der Richtlinien
- Erprobung und Umsetzung im Rollenspiel/Bearbeitung der Thematik mit kognitiven Techniken
- Besprechung der Hausaufgaben für die nächste Sitzung
- Feedback von Patienten und Therapeuten.

Viele Patienten entwickeln nach einer ersten Phase der Befangenheit regelrechten Enthusiasmus für das Rollenspiel. Dennoch sollte darauf geachtet werden, dass die vor jeder Szene vereinbarten Vorgaben (Situation, Inhalt, zu übende Techniken) und auch der Zeitrahmen eingehalten werden: Die einzelnen Szenen sollten nicht länger als maximal 5 Minuten dauern, damit sie auch in der Erinnerung noch überschaubar bleiben und im Detail analysiert werden können.

Feedback und Korrekturen sollten unmittelbar und konkret unter Einbeziehung aller Gruppenteilnehmer erfolgen. Dabei besteht eine Reihe von Möglichkeiten: So können in der Wiederholung von Szenen Therapeuten die Rolle von Teilnehmern übernehmen, diese können untereinander die Rollen wechseln. Bewährt hat sich in der Nachbesprechung auch der Einsatz von Videoaufzeichnungen.

10.3 Organisation

Die Sitzungen sollten einmal wöchentlich stattfinden und 100 Minuten dauern. Pausen stören eher die Konzentration und unterbrechen den Spannungsbogen einer Sitzung; sie können sinnvoll sein, wenn die Teilnehmer noch unter Einschränkungen von Ausdauer und Konzentration leiden.

Die Gruppen werden, da sie ein gestuftes Lernprogramm enthalten, möglichst geschlossen geführt; bewährt hat sich eine Teilnehmerzahl von 4 bis maximal 8. Dabei sollte eine gewisse Homogenität der Teilnehmer hinsichtlich therapeutischer Bedürfnisse und kognitiver Fähigkeiten angestrebt werden.

Die integrative Verhaltenstherapie ist ein aktives Verfahren, das hohe Anforderungen an Präsenz und Geistesgegenwart der Therapeuten stellt; zudem kann ein Einzelner nur bedingt ständig die Reaktionen einer ganzen Gruppe im Blick halten. Aus diesen Gründen sollten die Gruppen von 2 Therapeuten (idealerweise von Vertretern beider Geschlechter) geführt werden. Damit ist gleichzeitig die Fortführung der Therapie in Zeiten von Urlaub oder Krankheit gesichert.

10.4 Ausstattung

Benötigt werden Schreibmaterial, ein Tisch oder andere Schreibunterlagen, Wandtafel/Flipchart/Overheadprojektor, freie Fläche zur Inszenierung der Rollenspiele sowie möglichst eine Videokamera mit Monitor.

10.5 Therapiemodule

Das Basismanual gliedert sich in 4 Themenblocks:

Themenblock A: Alkoholbezogene Probleme

1. Gedanken an Alkohol
2. Umgang mit Rückfällen
3. Trinkangebote ablehnen
4. Scheinbar unbedeutende Entscheidungen
5. Umgang mit dem Vorwurf, rückfällig geworden zu sein

Themenblock B: Basistechniken der Kommunikation

1. Ein Gespräch beginnen
2. Positive Rückmeldung geben und erhalten
3. Nonverbale Kommunikation
4. Über Gefühle sprechen
5. Vertretung eigener Interessen
6. Kritik äußern
7. Kritik entgegennehmen
8. Anforderungen zurückweisen

Themenblock C: Komplexe Aufgaben

1. Enge und intime Beziehungen
2. Das soziale Netzwerk wiederaufbauen
3. Angenehme Aktivitäten
4. Bewältigung fortbestehender Probleme

Additive Module

1. Affektwahrnehmung
2. Umgang mit negativen Gefühlen
3. Problemlösungsstrategien

Dazu kommen eine konstituierende erste Sitzung und eine Abschiedssitzung.

Erste Sitzung

Vermittlung der Grundregeln

- Vertraulichkeit: Alle Gruppenteilnehmer verpflichten sich zur Verschwiegenheit über alle Ereignisse und Gespräche innerhalb der Therapie.
- Abstinenzverletzungen: Rückfälle führen nicht automatisch zum Ausschluss von der Therapie, allerdings ist eine Teilnahme an Therapiesitzungen in angetrunkenem Zustand nicht möglich. Nach Abstinenzverletzungen sollten Patienten möglichst umgehend Kontakt mit den Therapeuten herstellen, um das weitere Vorgehen zu besprechen.
- Regelmäßigkeit: Die Teilnahme an der Therapie soll möglichst regelmäßig erfolgen; wenn Patienten kurzfristig verhindert sind, sollten sie dies sobald wie möglich den Therapeuten mitteilen. (Unter Umständen kann es sinnvoll sein, die Nicht-Teilnahme an Sitzungen zusätzlich einzuschränken, indem man z.B. spezielle Verabredungen mit einzelnen Patienten trifft oder generell die Therapie für beendet erklärt, wenn mehr als 3 konsekutive Sitzungen ohne vorherige Absprache versäumt werden.)
- Hausaufgaben: Hausaufgaben bilden einen wesentlichen Bestandteil der Therapie. Sie sollten daher, auch wenn sie zunächst ungewohnt wirken, unbedingt ernsthaft bearbeitet werden.
- Sonstiges: Die einzelnen Sitzungen dauern 100 Minuten; Rauchen, Kaffeetrinken und Essen während der Sitzungen ist nicht möglich. Pausen können vereinbart werden, wenn sie die Konzentration der Teilnehmer und den Sitzungsablauf nicht beeinträchtigen.

Gruppenbildende Übung:

Die Teilnehmer stellen sich wechselseitg vor. Dabei sollte jeder in etwa 5 Minuten Redezeit folgende Fragen beantworten:

1. Mit wem leben Sie zusammen?
2. Wie sieht ein typischer Alltag für Sie aus?
3. Worin liegen für Sie die Vorteile der Abstinenz?

Therapieziele:

Der Therapeut nutzt die in der Vorstellungsrunde gewonnenen Informationen etwa zu folgender Einleitung:

Viele Menschen (auch viele selbst von einer Sucht Betroffene) sind der Meinung, Abstinenz hänge vor allem vom Willen und der Entschlossenheit zur Nüchternheit ab. Tatsächlich reicht guter Wille allein nicht aus. Zusätzlich erforderlich ist Können:

Wir alle haben immer wieder Schwierigkeiten, mit uns selbst (unseren Gedanken und Gefühlen) und mit anderen Menschen zurecht zu kommen.

Viele von Ihnen werden schon die Erfahrung gemacht haben, dass solche Probleme eng mit dem Entstehen von Suchtmittelverlangen und mit Rückfällen verbunden sind; auch wissenschaftlich ist dies belegt.

Die Therapie will Ihnen daher dabei helfen, Techniken zu entwickeln, mit denen Sie solche Schwierigkeiten erfolgreicher als bisher bewältigen können.

Damit verringern Sie das Risiko, in Situationen zu geraten, in denen Sie früher getrunken haben, während Sie sich gleichzeitig Techniken erarbeiten, mit denen Sie ein für sich und die Ihnen nahestehenden Menschen befriedigenderes Leben gestalten können.

Im Anschluss werden die Arbeitsblätter zur Sitzung ausgeteilt, der Therapeut regt eine Diskussion über mögliche Problemsituationen, die in dieser Liste erscheinen könnten, an. Auch dabei sollten möglichst alle Teilnehmer zu Wort kommen.

Das Hauptziel der ersten Sitzung besteht darin, zu vermitteln, dass in der Therapie auf die individuellen Bedürfnisse jedes einzelnen Teilnehmers eingegangen wird. Die Patienten sollten mit dem Gefühl nach Hause gehen, dass sie von der Behandlung profitieren und lernen können, besser mit ihren Problemen umzugehen.

Block A: Alkoholbezogene Probleme

Sitzung A1: Gedanken an Alkohol

Einführung

Gedanken an Alkohol sind normal; fast jeder, der mit dem Trinken aufhört, wird gelegentlich daran denken, wieder damit anzufangen. Manchmal sind diese Gedanken völlig bewusst, manchmal schleichen sie sich beinahe unbemerkt ein. Sie können sich steigern bis zum heftigen Trinkverlangen. Diese Gedanken können Schuldgefühle verursachen, sie sind aber unschädlich, solange sie nicht zum Trinken führen.

Nachfolgend sind einige Situationen aufgeführt, in denen trockene Alkoholiker Trinkgedanken und Verlangen nach Alkohol entwickeln:

1. Schlüsselreize, die die Erinnerung an den Alkohol und die positiven Erlebnisse, die man mit ihm hatte, wieder wecken
2. Nostalgie: Man erinnert sich an die positiven Effekte, die Alkohol (vor allem in frühen Stadien der Suchtentwicklung) tatsächlich auch hatte. (Viele Patienten zeigen eine Scheu, offen über ihre positiven Erfahrungen mit Alkohol zu berichten: Sie sollten in der Therapie ermuntert werden, sich auch an die guten Seiten der Sucht zu erinnern und deren Verlust zu betrauern. Ebenso realistisch ist der Hinweis, dass Alkoholiker, die sich zu Abstinenz entschließen, damit auch auf Möglichkeiten des Genusses und der Entspannung verzichten, die allen anderen zur Verfügung stehen.)
3. Testen, ob man nicht doch wieder fähig ist, den Alkoholkonsum zu kontrollieren: Diese Überlegung ist vor allem bei Alkoholikern verbreitet, die noch nicht über eigene Rückfallerfahrung verfügen. Auch sie sollte offen angesprochen werden.
4. Äußere Belastungen und Konflikte
5. Innere Belastungen und Konflikte
6. Einsamkeit und Langeweile: Statistisch ereignen sich die meisten Rückfälle nicht in Verführungssituationen in der Kneipe, sondern in Situationen der Isolation und aus dem Gefühl der inneren Leere heraus!

Richtlinien

- Formulieren Sie Gegengedanken. Machen Sie sich z.B. klar, dass Sie mit größter Wahrscheinlichkeit spätestens in einigen Wochen wieder einen völligen Kontrollverlust erleiden, wenn Sie jetzt mit dem Trinken anfangen.
- Listen Sie die Vorteile des Nicht-Trinkens auf und rufen sie sich wieder ins Gedächtnis.
- Listen Sie unangenehme Erfahrungen mit Alkohol auf und erinnern Sie sich bewusst an Sie.
- Lenken Sie sich mit angenehmen anderen Gedanken ab.
- Entwickeln Sie bildliche Vorstellungen, die Ihnen helfen, die Situation zu überstehen.
- Erinnern Sie sich an Ihre bisher erreichten Erfolge.
- Schieben Sie die Entscheidung, Alkohol zu trinken, zunächst für 15 Minuten auf.
- Verlassen oder verändern Sie die Situation, in der die Trinkgedanken aufgetreten sind.
- Rufen Sie jemand an, der Ihnen helfen kann.

Statt eines Rollenspiels werden die Patienten in dieser Sitzung aufgefordert, für sie typische Trinkgedanken, deren Inhalte und ihre Auslöser zu beschreiben und die für sie jeweils wirksamste Bewältigungstechnik auszuwählen.

In einer stärker kognitiv ausgerichteten Therapie sollten in der Einführung das kognitive Modell der Rückfallentstehung (s. Kapitel 7) vorgestellt und durch Beispiele aus den Erfahrungen der Teilnehmer erläutert werden (s. Abb. 10.1).

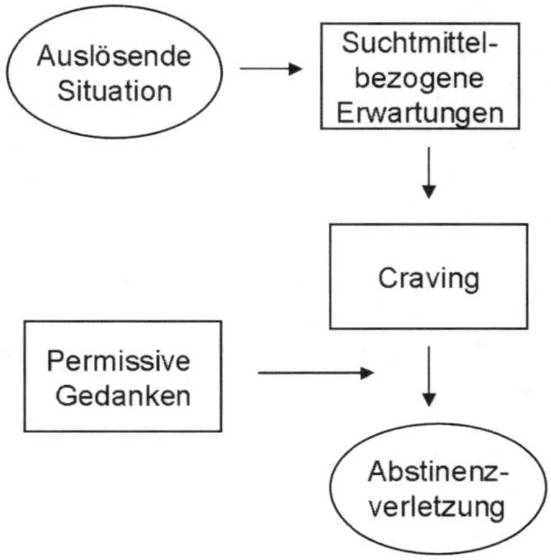

Abb. 10.1 . Kognitives Modell der Rückfallentstehung

Sitzung A2: Umgang mit Rückfällen

Einführung

Rückfälle wurden noch bis vor einigen Jahren dämonisiert und als vollständige Niederlagen, als Beweis mangelnder Therapiefähigkeit oder als Beleg von fehlender Motivation und Willensschwäche gedeutet. Wenn sie sich während einer Therapie ereigneten, führten sie in der Regel zur sofortigen disziplinarischen Behandlungsbeendigung.

Inzwischen weiß man wesentlich mehr über Abstinenzverletzungen:

1. Alkohol wirkt dämpfend auf das Gehirn. Bei langdauernder ständiger Alkoholzufuhr versucht das Nervensystem, dieser anhaltenden Dämpfung entgegenzuwirken, indem es erregende und stimulierende Systeme aktiviert. Beim Absetzen des Alkohols kommt es so zu einer überschießenden Wirkung erregender Einflüsse (als träte man bei einem Auto gleichzeitig Gas und Bremse und ließe dann plötzlich die Bremse los). Bis sich das Gehirn wieder an ein Funktionieren ohne Alkohol gewöhnt hat, dauert Wochen bis Monate (diese Reparaturvorgänge sind noch nicht vollständig erforscht).

Sie selbst erleben diese gesteigerte Erregbarkeit Ihres Gehirns in den ersten Monaten der Abstinenz auf dreifache Weise:

1. als Entzugserscheinungen
2. als Alkoholverlangen
3. als Konzentrationsschwäche, Unruhe, Nervosität, Neigung zu Stimmungsschwankungen und Schlafstörungen.

Entsprechend vorsichtig sollten Sie während dieser Zeit mit sich umgehen. Denken Sie daran, dass Sie verletzlicher und weniger leistungsfähig und belastbar sind als andere, versuchen Sie, Ihr Leben danach einzurichten! Vermeiden Sie Überlastungen! Etwa 80 % der Rückfälle ereignen sich in den ersten 6 Monaten nach einer Entgiftung!

2. Man unterscheidet heute zwischen kurzfristigen Abstinenzverletzungen (Lapse) und dauerhaftem Rückfall in süchtiges Trinkverhalten (Relapse). Aus wissenschaftlichen Untersuchungen weiß man, dass Alkoholiker, die während einer Behandlung einen Lapse entwickelten, kein schlechteres Therapieergebnis erzielten als die, die durchgängig abstinent blieben. Deshalb besteht das Ziel der Rückfallbehandlung heute darin, zu verhindern, dass aus einem Lapse ein Relapse wird.

Dies ist aber nur möglich, wenn Sie selbst sich die Chance dazu geben, über den Rückfall sprechen und die Therapie fortsetzen:

Viele Alkoholiker brechen nach einer Abstinenzverletzung von sich aus die Therapie und den Kontakt zu Selbsthilfegruppen ab, weil sie Gedanken wie den folgenden entwickeln:

„Jetzt habe ich mich 3 Monate gequält, ohne Alkohol auszukommen, und nun reicht der erste richtige Ärger mit meinem Freund, dass ich wieder zur Flasche greife. Dann kann ich es auch gleich ganz aufgeben und weitertrinken."

Ebenso wichtig bei dieser Selbstaufgabe und dem Therapieabbruch ist das Gefühl der Scham über das eigene Versagen. Diese Scham ist so verständlich wie unlogisch: Bedenken Sie, dass niemand sich schämen würde, seinem Arzt zu gestehen, dass er schon wieder einen Rheumaschub erlitten oder sich schon wieder ein Bein gebrochen hat. Denken Sie auch daran, dass Therapeuten dazu ausgebildet wurden, ihre Patienten nicht moralisch zu verurteilen.

Praktische Übung

Die Patienten berichten über ihre bisherigen Reaktionen nach Abstinenzverletzungen.

Jeder der Teilnehmer sollte ein Telefongespräch durchspielen, in dem er seinem Therapeuten über eine Abstinenzverletzung berichtet. Die Therapeuten verhalten sich dabei möglichst realitätsgerecht und ermutigend.

In einer stärker kognitiv ausgerichteten Therapie sollten hier das Konzept des Abstinenzverletzungseffekts und das erweiterte kognitive Modell der Rückfallentstehung eingeführt werden (s. Kapitel 7 und Abb. 10.2).

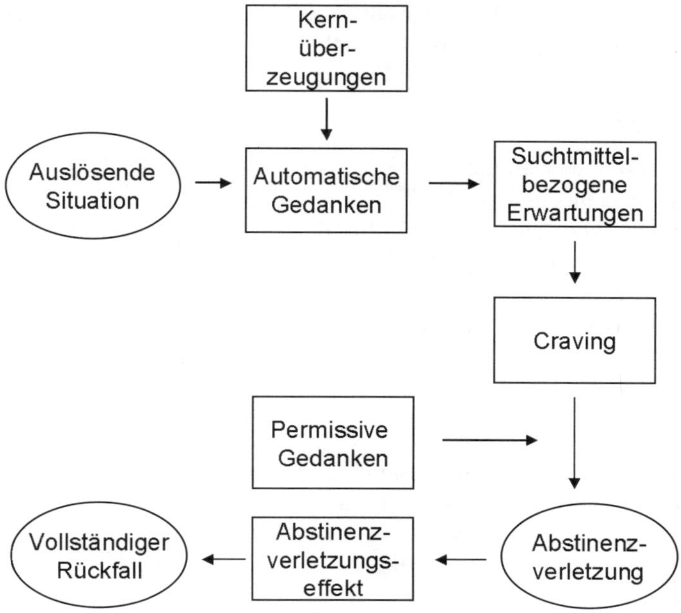

Abb. 10.2. Erweitertes kognitives Modell der Rückfallentstehung

Sitzung A3: Trinkangebote ablehnen

Einführung

Alkoholkonsum gehört zum normalen Verhaltensrepertoire unserer Gesellschaft; in der Bundesrepublik leben nur etwa 5 % der erwachsenen Einwohner völlig alkoholabstinent. Es gibt kaum einen Lebensbereich, in dem Sie nicht mit Alkohol konfrontiert werden können. Selbst wenn Sie Kneipen und alte Trinkkumpane meiden, werden Sie immer wieder in Situationen kommen, in denen man Ihnen Alkohol anbietet. Dabei werden einige (wie Kellner oder flüchtige Bekannte) nichts von Ihrer Sucht wissen, andere werden Ihre Alkoholvergangenheit kennen. Die Einladung zum Trinken kann aus einem einmaligen Angebot bestehen oder aus hartnäckigem Drängen.

Entsprechend wichtig ist es, bereits im Vorfeld effektive Reaktionen in solchen Situationen einzuüben.

Richtlinien

Die Form einer effektiven selbstsicheren Reaktion ist unterschiedlich: Manchmal reicht ein „Nein danke" aus, in anderen Fällen sind zusätzliche Techniken nötig.

In manchen Fällen ist es sinnvoll, über die Abhängigkeit zu sprechen, in anderen Fällen ist solche Offenheit unnötig oder sogar schädlich.

Nonverbales Verhalten

- Sprechen Sie klar, fest und bestimmt.
- Halten Sie direkten Augenkontakt.
- Wenden Sie sich auch körperlich ab, wenn Sie das Gespräch beenden wollen und man Ihnen weitere Diskussionen über den Alkohol aufzwingen will.
- Fühlen Sie sich nicht schuldig: Sie schaden niemandem, wenn Sie keinen Alkohol trinken; Sie haben ein Recht, keinen Alkohol zu konsumieren. Machen Sie Gebrauch davon!

Verbales Verhalten

- Sagen Sie sofort Nein. Vermeiden Sie Entschuldigungen und vage Ausflüchte.
- Schlagen Sie eine Alternative zum Alkoholtrinken vor.
- Wechseln Sie das Thema.

Praktische Übung

Die Therapeuten demonstrieren eine Szene, in der ein Abhängiger auf einer Familienfeier ein alkoholhaltiges Getränk angeboten bekommt.

Danach werden von den Patienten vorgeschlagene Themen durchgespielt. Dabei sollte darauf geachtet werden, dass das Spektrum vom einfachen Ablehnen ohne weitere Begründung bis zur ausführlichen Erklärung reicht.

Wichtige Themen in diesem Kontext

Viele Normalkonsumenten von Alkohol fühlen sich auf Festen in der Gegenwart von abstinenten Alkoholikern sehr befangen: Einerseits fühlen sie sich unwohl, in deren Anwesenheit Alkohol zu genießen, andererseits können Sie ein Unbehagen angesichts der eigenen Trinkgewohnheiten entwickeln. Diese realen Schwierigkeiten, in Gegenwart von Alkohol unbefangen miteinander umzugehen, sollten in der Diskussion angesprochen werden.

In einer Gesellschaft, die Suchterkrankungen weiterhin in vielen Bereichen stigmatisiert, kann es schädlich sein, sich offen zu seiner Abhängigkeit zu bekennen. Andererseits erfordert die Logik (wie auch die Ideologie vieler Selbsthilfegruppen) einen offenen und schamfreien Umgang mit der Krankheit. Dieses Dilemma und die Notwendigkeit, einen adäquaten individuellen Weg zu finden, sollte ebenfalls diskutiert werden.

Die Übungen bilden für Therapeuten wie Patienten eine ausgezeichnete Gelegenheit zur Motivationsprüfung, die in jedem Fall genutzt werden sollte.

Sitzung A4: Scheinbar unbedeutende Entscheidungen

Einführung

Viele Alkoholiker erleben Rückfälle als schicksalhafte Ereignisse, von denen sie völlig unvorbereitet getroffen werden. Tatsächlich ergibt sich bei genauer Analyse fast regelhaft, dass Rückfälle das Ergebnis einer Kette von Entscheidungen und Vorbereitungsschritten sind.
Diese einzelnen Vorbereitungsschritte, die isoliert betrachtet scheinbar nichts mit dem Rückfall zu tun haben, werden als scheinbar unbedeutende Entscheidungen (SUE) bezeichnet. Ihre Analyse soll helfen, den Weg in den Rückfall detailliert zu beschreiben. Damit erhalten Abhängige die Möglichkeit, an jedem Punkt dieses Weges anzuhalten und umzukehren.

Typische Beispiele für SUEs:

- Ein Alkoholiker, der bereits seit einiger Zeit mit dem Gedanken umgeht, ob er nicht doch wieder kontrolliert trinken könnte, legt in seiner Wohnung einen Alkoholvorrat für Gäste an.
- Ein Alkoholiker, der erst seit 4 Wochen abstinent ist, verabredet sich nach einer harten und ärgerlichen Arbeitswoche in seiner alten Stammkneipe mit einem Freund, der selbst viel trinkt und nichts von seiner Alkoholabhängigkeit weiß.
- Eine depressive Alkoholikerin lehnt die Einladung einer Freundin, das Wochenende mit ihr zu verbringen, ab, obwohl sie sich schlecht fühlt, allein lebt und während des Wochenendes weder ihren Therapeuten noch andere Helfer erreichen kann.
- Ein Alkoholiker, der schon am Arbeitsplatz unter erheblichem Druck steht, lässt einen Streit mit seiner Freundin soweit eskalieren, dass sie die gemeinsame Wohnung verlässt.

Statt eines Rollenspiels wird im Gruppengespräch anhand von Rückfallberichten der Patienten die Analyse von SUEs fortgeführt.
In einer stärker kognitiv orientierten Therapie kann in dieser Sitzung die Downward-Arrow-Technik eingeführt werden (s. Kapitel 7).

Sitzung A5: Umgang mit dem Vorwurf, rückfällig geworden zu sein

Einführung

Partner, Angehörige, Freunde, Kollegen und Vorgesetzten reagieren in den Anfangszeiten der Abstinenz oft stark verunsichert:

- Sie sind noch verärgert, enttäuscht und verletzt wegen der schädlichen Suchtfolgen, die sie zu tragen hatten.
- Sie sind in der Vergangenheit bereits mehrfach getäuscht und belogen worden und daher misstrauisch.

- Sie haben Schwierigkeiten, die Stimmungsschwankungen, die in der ersten Phase der Abstinenz häufig auftreten, und die ungewohnten neuen Verhaltensweisen des trockenen Alkoholikers richtig zu interpretieren.

Vor diesem Hintergrund werden Sie sich immer wieder dem Verdacht ausgesetzt sehen, erneut Alkohol getrunken zu haben; es wird zumindest Monate dauern, bis Ihr Umfeld Vertrauen in Ihre Abstinenz aufgebaut hat.

Richtlinien

Besonders wichtig im Umgang mit dem Misstrauen Ihrer Umgebung sind 2 Punkte:

1. Bitten Sie Ihre Gesprächspartner, ihre Befürchtungen offen und ausführlich darzustellen.
2. Sichern Sie ihnen zu, sie (soweit es die Situation und die Beziehung zulassen) über Ihre Befindlichkeit, Stimmung, Probleme und Aktivitäten (einschließlich möglicher Rückfälle) zu informieren.

Praktische Übung

Die Therapeuten stellen eine Situation dar, in der ein Vorgesetzter seinen alkoholkranken Mitarbeiter wegen eines fehlerhaft bearbeiteten Auftrags kritisiert und den Verdacht auf einen Rückfall äußert.

Im Anschluss werden von den Teilnehmern eingebrachte Themen aus ihrem Alltagsleben durchgespielt.

Block B: Basistechniken der Kommunikation

In stärker kognitiv ausgerichteten Therapien können die Sitzungen dieses Themenblocks genutzt werden, suchterhaltende Kernüberzeugungen und konditionale Überzeugungen zu identifizieren und kritisch zu überprüfen.

Insbesondere betrifft dies die Überzeugungen, ohnmächtig und hilflos zu sein, von niemandem akzeptiert und geliebt zu werden, Gefühle nicht äußern zu dürfen, die Wünsche anderer immer erfüllen zu müssen, sich anderen nicht widersetzen zu dürfen, eigene Interessen zurückstellen zu müssen und andere nicht kritisieren zu dürfen.

Rollenspielelemente können in diesem Kontext zur emotionalen Aktualisierung der Thematik, zur spielerischen Überprüfung des Realitätsgehalts dieser Überzeugungen und zum Training von Verhaltensalternativen eingesetzt werden.

Sitzung B1: Ein Gespräch beginnen

Einführung

Konversation (Smalltalk) ist wichtig, um Kontakte zu knüpfen. Sie gehört zu den kommunikativen Grundfertigkeiten, mit anderen ins Gespräch zu kommen.

(Dies ist für einige eine schwere, für andere eine leichte Übung. Aber auch wer eine Sache gut beherrscht, kann sich immer noch weiter verbessern.)

Es gibt einen direkten Zusammenhang zwischen kommunikativen Fertigkeiten und Alkoholkonsum:

- Alkohol reduziert in kleinen Mengen tatsächlich Hemmungen, macht lockerer und selbstsicherer.
- Menschen mit Kontaktschwierigkeiten ziehen sich oft zurück und geraten darüber an den regelmäßigen Alkoholkonsum.
- Die meisten Alkoholiker haben auch Freunde und Bekannte, die viel trinken. Diese Kontakte brechen meist ab, wenn man mit dem Trinken aufhört. Daher ist es hier besonders wichtig, neue Kontakte zu knüpfen.

Kernpunkte erfolgreicher Kommunikationstechniken

Einige Menschen bauen, ohne es zu wissen, selbst Hindernisse auf, die den Beginn eines Gesprächs erschweren oder unmöglich machen. Einige häufige Missverständnisse sind hier aufgelistet:

- „Man sollte nur über wirklich wichtige und schwerwiegende Dinge reden." In der Realität sind unverbindliche Themen, auf die jeder irgendwie reagieren kann, viel wirksamere Aufhänger für ein erstes Gespräch.
- „Ich bin verantwortlich für die Aufrechterhaltung des Gesprächs." Tatsächlich ist Konversation immer ein zweiseitiger Prozess. Reden Sie deshalb über Themen, bei denen der andere ohne Probleme mitsprechen kann.
- „Man sollte nicht über sich selbst sprechen." Tatsächlich haben sozialpsychologische Untersuchungen ergeben, dass uns Menschen besonders sympathisch sind, die ähnliche Ansichten wie wir selbst vertreten. Der einzige Weg, dies herauszufinden, ist, über eigene Ansichten und Vorlieben zu sprechen.

Richtlinien

Hier finden Sie einige Anregungen, wie man ein Gespräch beginnen kann:

- Zuhören und beobachten: Viele Menschen geben Hinweise darauf, was sie interessiert (z.B. durch ihre Äußerungen im Gespräch mit anderen oder indem sie bei Gesprächen anderer intensiv zuhören). Diese Hinweise können Sie aufgreifen. Achten Sie aber darauf, dass der andere nicht gerade selbst in ein Gespräch vertieft oder in Gedanken ist. Seien Sie nicht schüchtern, drängen Sie sich aber auch nicht auf.

- Jemanden ansprechen: Lassen Sie den anderen wissen, dass Sie mit ihm sprechen wollen (z.B. durch Blickkontakt oder indem Sie als Erster etwas sagen).
- Offene Fragen: Vermeiden Sie Fragen, die man mit einem Ja oder Nein abtun kann: Fragen Sie z.B. nicht „Hat Ihnen der Film gefallen?“, sondern „Wie hat Ihnen der Film gefallen?“
- Reaktion des Gegenübers: Achten Sie auf die Reaktion des anderen: Drängt er auf eine Abkürzung der Konversation? Oder ist er an einem intensiveren Gespräch interessiert?
- Gesprächsende: Machen Sie deutlich, dass Sie die Konversation wirklich genossen und sich gefreut haben, den anderen kennen zu lernen.

Praktische Übung

Nach Verteilung des Arbeitsblatts sollte die Übung zunächst von 2 Therapeuten vorgemacht werden, die eine einfache unverfängliche Situation durchspielen (z.B. 2 Fremde, die jeden Morgen denselben Bus benutzen, ohne sich bisher angesprochen zu haben).

Danach sollten von den Patienten vorgeschlagene Themen bearbeitet werden, die sich in Setting, Bekanntheitsgrad usw. unterscheiden.

Instruktion für die Hausaufgabe

Wenn Sie diese Techniken öfter üben, werden Sie merken, dass die damit verbundene Angst nachläßt, es Ihnen leichter fällt und vielleicht sogar Spaß macht, andere anzusprechen. Dieser Effekt wird nicht sofort eintreten, sich aber mit zunehmender Übung verstärken. Bis zur nächsten Sitzung sollten Sie wenigstens einmal (möglichst natürlich öfter) versuchen, jemand anzusprechen.

Sitzung B2: Positive Rückmeldung geben und erhalten

Einführung

Positive Rückmeldungen sind eine wichtige Möglichkeit, anderen Menschen mitzuteilen, was wir an Ihnen schätzen und mögen. Dazu gehören auch Lob und Komplimente:

- Die Befriedigung, die wir in der Beziehung zu anderen erleben, hängt davon ab, wie viele positive Dinge wir mit dem anderen teilen und welche Rückmeldung wir geben und erhalten. Deshalb ist es wichtig, anderen positive Dinge sagen und selbst Komplimente positiv empfangen zu können.
- Trotz der Bedeutung von positiven Rückmeldungen zum Erhalt von Beziehungen machen wir zu wenig Gebrauch von ihnen; wir setzen oft zu Unrecht voraus, der andere wisse schon, was man an ihm mag oder schätzt.
- Viele Menschen, die gern Komplimente und Lob verteilen, haben Probleme, selbst welche zu empfangen, und umgekehrt.

- Beziehungsprobleme gehen oft mit Alkoholproblemen einher. Mit zunehmenden Problemen übersieht man positive Dinge immer mehr. Komplimente sind eine gute Möglichkeit, aus diesem Teufelskreis herauszukommen.

Richtlinien

- Drücken Sie Komplimente soweit möglich immer in persönlichen Worten aus; sprechen Sie über ihre eigenen Gefühle und vermeiden Sie allgemeine Formulierungen. „Das ist ein schöner Pullover" klingt z.B. viel weniger überzeugend als „Dieser Pullover gefällt mir sehr. Ich finde, er steht Dir gut."
- Versuchen Sie ganz konkret Dinge hervorzuheben, die Sie mögen. Wenn z. B. ein Kollege Sie vertreten hat, ist es wirkungsvoller, sich direkt für sein Einspringen zu bedanken als zu sagen „Mit Ihnen kann man wirklich gut zusammenarbeiten."
- Akzeptieren Sie Komplimente, die Ihnen gemacht werden. Werten Sie sie nicht ab.
- Auch wenn Sie nicht mit der Meinung des anderen übereinstimmen, reagieren Sie dankbar und zeigen Sie, dass sie die positive Rückmeldung würdigen.

Praktische Übung

Therapeuten können an folgenden Situationen demonstrieren, wie verschiedene Strategien positiver Rückmeldung wirken:

- Ein Gast lobt überschwenglich, aber unehrlich das gute Essen seiner Gastgeber: Und bekommt daraufhin beim nächsten Besuch dasselbe Menü vorgesetzt.
- Er lobt die Gastgeberin nur für die Bestandteile des Menüs, die er wirklich gern gegessen hat.

Dann folgen Rollenspiele der Patienten mit persönlich relevanten Themen.

Sitzung B3: Nonverbale Kommunikation

Einführung

Körpersprache und Stimme spielen eine entscheidende Rolle dabei, wie wir auf andere Menschen wirken und wie andere unsere Mitteilungen verstehen.

Nonverbales Verhalten kann die Kommunikation erheblich erschweren, vor allem dann, wenn die Körpersprache und der Inhalt einer Botschaft nicht übereinstimmen.

Ebenso kann man durch nonverbales Verhalten die Verständigung entscheidend verbessern und lernen, sich im Gespräch sicherer und besser zu fühlen.

Richtlinien

- Haltung: Wichtig ist eine bequeme und entspannte Haltung, in der Sie sich wohl fühlen. Achten Sie darauf, dass Sie auch durch Haltung und Gesichtsausdruck Offenheit und Interesse signalisieren.
- Distanz: Achten Sie darauf, zwischen sich und Ihrem Gesprächspartner eine angenehme Distanz zu wahren: zu große Nähe wirkt bedrohlich, zu großer Abstand erschwert die Kommunikation.
- Augenkontakt: Augenkontakt hilft Ihnen, die Aufmerksamkeit ihres Partners zu halten und ihm Ihr Interesse zu signalisieren. Andererseits wirkt ständiger Augenkontakt u. U. einschüchternd und bedrohlich. Damit eine angenehme Atmosphäre entsteht, sollten Sie so etwa während der Hälfte der Gesprächszeit den Blickkontakt halten.
- Kopfnicken: Kopfnicken ist eine einfache, aber wirkungsvolle Methode, Interesse und Zustimmung zu signalisieren.
- Gesichtsausdruck: Es ist wichtig, dass Ihr Gesichtsausdruck (soweit das möglich ist) Ihren tatsächlichen Gefühlen entspricht und mit dem Inhalt Ihrer Worte übereinstimmt. Ein freundlicher Gesichtsausdruck kann die Atmosphäre entspannen.
- Gestik: Durch unbewusste Bewegungen können Sie Ihrem Partner (ohne dies zu wollen) z.B. Unsicherheit und Angst, Ärger oder Langeweile signalisieren. Versuchen Sie daher, sich Ihrer Gestik bewußt zu werden und sie zu kontrollieren.
- Stimmlage: Sie sollten auch bei schwierigen Themen versuchen, eine ruhige, feste, warme und entspannte Stimmlage einzuhalten, die dem anderen vermittelt, dass Sie auf ihn eingehen. Vermeiden Sie Flüstern und Schreien.

Praktische Übung

Folgendes Rollenspiel sollte von einem der Therapeuten demonstriert werden:

Es ist 22.00 Uhr. Sie sind müde und möchten früh zu Bett gehen. Beim Einschlafen stört Sie der zu laut eingestellte Fernsehapparat Ihrer Nachbarn. Sie gehen zu ihnen herüber und bitten darum, das Gerät leiser zu stellen.

Die Übung sollte (mit jeweils demselben Text) in 3 Varianten durchgespielt werden:

mit unterwürfig-schüchterner Körpersprache; laut und aggressiv; entspannt, selbstsicher und sachlich.

Im Anschluss sollen die Gruppenmitglieder Situationen sammeln und durchspielen, in denen sie Probleme mit nonverbaler Kommunikation hatten.

Sitzung B4: Über Gefühle sprechen

Einführung

Gefühle sind etwas, das alle Menschen gemeinsam haben. Jeder kennt Angst, Ärger, Freude oder Enttäuschung. Allerdings können diese Gefühle unterschiedlich stark sein und unterschiedliche Auslöser haben. In dieser Sitzung geht es darum, mit anderen über eigene Gefühle zu sprechen und ihnen zuzuhören, wenn sie über ihre Gefühle sprechen.

Viele Menschen haben Schwierigkeiten, Gefühle zu zeigen und darüber zu sprechen. Man kann diese Techniken aber lernen; Sie werden feststellen, dass Sie sich dabei mit zunehmender Übung immer sicherer und besser fühlen.

Es hat Vorteile, seine Gefühle mit anderen zu teilen:

1. Menschen, die ihre Gefühle nicht mitteilen, werden oft als arrogant, kalt oder gefühlsarm eingeschätzt, gemieden und sozial isoliert.
2. Das Teilen von Gefühlen kann Beziehungen stärken und vertiefen; es trägt dazu bei, andere besser zu verstehen.
3. Die eigene Offenheit zeigt dem anderen, dass es in Ordnung ist, anderen die eigenen Gefühle zu zeigen. Dies schafft Vertrauen und Achtung.
4. Es kann sehr entlastend wirken, von anderen zu erfahren, dass sie ähnlich fühlen wie man selbst.

Es gibt eine Beziehung zwischen der Fähigkeit, über Gefühle zu reden, und dem Alkoholkonsum:

1. Viele Alkoholiker haben gelernt, negative Gefühle wegzutrinken. Mit anderen über diese Gefühle zu reden, entlastet und macht sie erträglicher.
2. Manche Alkoholiker haben Alkohol auch benutzt, um positive Gefühle auszudrücken. Sie müssen lernen, solche Gefühle auch in nüchternem Zustand zuzulassen und mitzuteilen.
3. Unter Alkohol sinken Aufmerksamkeit und Konzentration. Viele Alkoholiker haben so verlernt, anderen aufmerksam zuzuhören.
4. Viele Alkoholiker leiden unter dem Gefühl der Einsamkeit. Das Sprechen über Gefühle kann die Einsamkeit lindern und helfen, neue Bekannte zu finden und Freundschaften zu schließen.

Richtlinien

Über die eigenen Gefühle sprechen:

- Es ist in Ordnung, wenn man über die eigenen Gefühle spricht.
- Es ist wichtig, negative wie positive Gefühle mitzuteilen.
- Es geht nicht darum, sofort alle Gefühle mit allen Menschen zu teilen: Dieser Punkt ist besonders wichtig, weil viele Alkoholiker im ersten Überschwang

nach der Entgiftung (und auch unter dem Einfluss des Interaktionsstils mancher Selbsthilfegruppen) dazu neigen, sich selbst und andere zu überfordern, indem sie ohne Rücksicht auf die Situation und die Bedürfnisse ihrer Gesprächspartner versuchen, ihre innersten und tiefsten Gefühle mit dem stärksten Nachdruck mitzuteilen.

Anderen beim Sprechen über Gefühle zuhören:

Zuhören ist mehr, als nur still sitzen, wenn jemand anderes redet. Es ist ein aktives Verhalten, das Verständnis und Interesse erfordert. Folgende Techniken können dabei hilfreich sein:

- Zeigen Sie nonverbal Aufmerksamkeit und Verständnis.
- Beachten Sie das nonverbale Verhalten Ihres Gesprächspartners.
- Zeigen Sie Ihr Verständnis auch verbal.
- Teilen Sie Ihrem Partner (wenn es möglich ist) mit, dass Sie seine Gefühle aufgrund eigener Erfahrungen nachvollziehen können.

Praktische Übung

Die beiden Therapeuten unterhalten sich über den Urlaub des einen. Dieser beschreibt enthusiastisch seine positiven Erfahrungen und Gefühle, während der andere kaum nonverbale Verstärkung zeigt, nervende Zwischenfragen stellt, sich nur nach den Kosten erkundigt und sich schließlich über seine eigenen Ferienpläne verbreitet.

Die Therapeuten fragen die Gruppe, was in diesem Gespräch fehlte, und demonstrieren dann eine korrigierte Fassung der Szene. Danach sammeln die Patienten eigene Beispiele und spielen sie durch.

Wichtig in diesem Kontext sind zwei Dinge:

1. Patienten, die (s.o.) dazu neigen, ohne Rücksicht auf die Gesprächssituation sofort ihre tiefsten Emotionen bloßzulegen, sollten in taktvoller Weise in ihrem Überschwang gebremst werden.
2. Viele Alkoholiker haben die unausgesprochene Erwartung, gestörte Beziehungen und verlorenes Vertrauen unmittelbar wiederherstellen zu können, wenn Sie nur offen über sich sprächen: Ihnen sollte in jedem Fall vermittelt werden, dass der Wiederaufbau von Beziehungen zwar den Erwerb von Kommunikationstechniken einschliesst, aber weit darüber hinaus geht und Zeit braucht: und dass dieser Prozess auch scheitern kann.

Sitzung B5: Vertretung eigener Interessen

Einführung

Viele Menschen haben große Schwierigkeiten, ihre eigenen Interessen in angemessener Weise zu vertreten. Dies liegt daran, dass die meisten von uns offene Auseinandersetzungen scheuen. Gründe dafür können sein

- die Angst, zu unterliegen und gedemütigt zu werden
- die Angst, die Beziehung zum Kontrahenten zu belasten oder zu zerstören
- die Angst, die Kontrolle zu verlieren und sich oder den anderen stärker als beabsichtigt zu verletzen.

Dennoch gibt es lernbare Techniken, mit deren Hilfe man solche Situationen erfolgreicher angehen und bestehen kann.

Richtlinien

- Nehmen Sie sich Zeit zum Nachdenken, bevor Sie sprechen. Versuchen Sie nicht, Mutmaßungen über die Absichten des anderen anzustellen. Gehen Sie nicht davon aus, dass er weiß, was in Ihnen vorgeht.
- Planen Sie den effektivsten Weg, Ihre Position zu vertreten. Seien sie dabei konkret und direkt. Entschuldigen Sie sich nicht im voraus.
- Bleiben Sie sachlich, verzichten Sie auf Drohungen, Ermahnungen oder Herabsetzung des anderen.
- Achten Sie auf Ihr eigenes nonverbales Verhalten und auf das des anderen.
- Seien Sie zu Kompromissen bereit. Versuchen Sie, einen Weg zu finden, der beide gewinnen läßt und niemand zum Gesichtsverlust zwingt.
- Seien Sie beharrlich; formulieren Sie Ihre Aussage neu, wenn Sie das Gefühl haben, nicht verstanden worden zu sein.

Praktische Übung

Die Gruppenleiter demonstrieren folgende Szene:

Der eine hat sich für einen Tagesausflug den Wagen des anderen geliehen und bringt ihn nun mit fast leerem Tank zurück. Er berichtet enthusiastisch von seinen Erlebnissen, erwähnt aber mit keinem Wort, wie er für das verbrauchte Benzin Entschädigung leisten will. Der Verleiher verfolgt nun das doppelte Ziel, den Tankinhalt ersetzt zu bekommen und die Freundschaft zu erhalten.

In der Folge spielen die Patienten Alltagssituationen durch, die sie als schwierig empfanden.

Sitzung B6: Kritik äußern

Einführung

Kritik wird oft als gänzlich negatives und unerwünschtes Ereignis gesehen. Diese Sitzung soll zeigen, dass die Fähigkeit zu konstruktiver Kritik eine wichtige Kommunikationsfähigkeit darstellt, die positive Ergebnisse für beide Gesprächspartner bewirken kann.

Es geht dabei darum, anderen mitteilen zu können, wann uns ihr Verhalten missfällt, und um Änderung zu bitten, ohne ihre Gefühle übermäßig zu verletzen oder unnötige Kämpfe zu verursachen.

- Mitunter irritieren Menschen andere durch ihr Verhalten, ohne dies selbst zu bemerken. Konstruktive Kritik gibt ihnen die Möglichkeit, den eigenen Interaktionsstil positiv zu verändern.
- Beziehungen können leiden, wenn man sich wiederholt oder dauernd ärgerlich oder frustriert fühlt, zu konstruktiver Kritik aber nicht in der Lage ist.
- Konstruktive Kritik kann beiden Partnern das beziehungsstärkende Gefühl geben, auch schwierige Themen miteinander besprechen zu können.
- Viele Alkoholiker berichten, dass sie nur unter Alkohol zu Kritik fähig sind, dann aber oft über das Ziel hinaus schießen und unkontrolliert jähzornig reagieren. Andere vermeiden Kritik gänzlich und blenden das störende Verhalten anderer aus, indem sie sich betrinken.

Richtlinien

- Beruhigen Sie sich, bevor Sie sprechen.
- Beziehen Sie sich bei der Kritik auf Ihre Gefühle, nicht auf angebliche oder tatsächliche Fakten. Sagen Sie z. B. nicht „Du nimmst nie Rücksicht auf meine Wünsche“ sondern „Ich fühle mich übergangen, weil Du Deine Mutter eingeladen hast, ohne mich vorher zu fragen.“ Folgen Sie immer dem Muster: „Wenn Du dies oder das tust, fühle ich mich verärgert/frustriert/gestört/übergangen.“
- Bleiben Sie eindeutig und klar, auch in der nonverbalen Kommunikation.
- Vermeiden Sie den Impuls, den anderen zu kränken oder zu bestrafen.
- Kritisieren Sie das störende Verhalten, nicht die Person in ihrer Gesamtheit.
- Erbitten Sie eine konkrete Verhaltensänderung. Gehen Sie nicht davon aus, dass andere Ihre Gedanken lesen und Ihre Wünsche erraten können.
- Zeigen Sie Kompromissbereitschaft. Das Ziel ist nicht der Sieg in einem Krieg, sondern eine für beide tragfähige Lösung.
- Beginnen und beenden Sie das Gespräch auf positive Art.

Praktische Übung

Die Therapeuten stellen Personen dar, die zusammen leben; einer von Ihnen blockiert allmorgendlich das Badezimmer und bringt damit den anderen in Zeitnot. Durchgespielt werden Formen aggressiver/destruktiver und konstruktiver Kritik.

Im folgenden wählen die Patienten Themen aus ihrem Alltagserleben aus.

Bei dieser Übung ist zu beachten, dass viele Alkoholiker große Schwierigkeiten haben, einen angemessenen Mittelweg zwischen passiven und aggressiven Interaktionsformen zu finden. Zudem reagieren nach der Entgiftung viele überschießend auf die neu gewonnene Selbstsicherheit und verhalten sich daher übermäßig forsch und aggressiv. Hier sollten die Therapeuten taktvoll mäßigend eingreifen.

Sitzung B7: Kritik entgegennehmen

Einführung

Jeder von uns muss sich mit Kritik auseinandersetzen; damit angemessen umzugehen, gehört zu den schwierigsten Dingen im Umgang mit anderen Menschen. Dennoch hat Kritik auch positive Seiten:

- Konstruktive Kritik gibt uns die wertvolle Möglichkeit, Dinge über uns selbst und unsere Wirkung auf andere zu erfahren.
- Im Umgang mit Kritik können wir anderen zeigen, dass wir auch in für uns unangenehmen Situationen Wert auf ihre Meinung legen und bereit sind, unser Verhalten zu ändern.

Grundsätzlich gibt es zwei Arten von Kritik: Konstruktive Kritik und destruktive, persönlich verletzende, beleidigende oder herabsetzende Kritik.

Für Alkoholkranke ist ein angemessener Umgang mit Kritik aus 2 Gründen besonders wichtig:

- Zwischenmenschliche Konflikte und Kränkungen gehören zu den häufigsten Rückfallauslösern.
- Der Alkoholismus und seine schädlichen Auswirkungen machen Alkoholkranke zu idealen Zielscheiben der Kritik. Daher ist für sie das Risiko besonders hoch, auch in destruktiver Weise kritisiert zu werden.

Richtlinien

Das Hauptziel im Umgang mit Kritik besteht darin, eine Eskalation zu vermeiden. Darüber hinaus kann ein zweites Ziel darin bestehen, dem anderen zu einer konstruktiveren Form der Kritik Ihnen gegenüber zu verhelfen.

- Beruhigen Sie sich. Reagieren Sie nicht überschießend emotional!
- Wehren Sie Vorwürfe nicht pauschal ab; gehen Sie nicht in die Gegenoffensive! Vermeiden Sie globale Grundsatzdiskussionen.
- Versuchen Sie zu klären, was an Ihrem Verhalten Ihren Partner konkret gestört/verletzt hat.

- Suchen Sie einen Punkt, dem Sie zustimmen können.
- Schlagen Sie einen brauchbaren Kompromiss vor.

Praktische Übung

Die Therapeuten demonstrieren eine Szene, in der die Ehefrau eines Patienten sich darüber beklagt, dass dieser sich ohne Absprache mit ihr in einem Fitness-Studio angemeldet hat. Sie nimmt dies zum Anlass, seine Verschwendungssucht und seine Vernachlässigung der Partnerbeziehung anzuprangern.

In der Folge werden von den Patienten vorgeschlagene Themen durchgespielt.

Sitzung B8: Anforderungen zurückweisen

Einführung

In dieser Sitzung sollen Patienten lernen, ungerechtfertigte Anforderungen zurückzuweisen und so Gefühle der Hilflosigkeit und des Ausgeliefertseins zu vermeiden. Besonders wichtig ist die Übung für Patienten mit depressiven, dependenten und selbstschädigenden Persönlichkeitszügen. Gleichzeitig sollten Therapeuten darauf achten, die bei vielen Alkoholikern in der ersten Phase der Abstinenz zu beobachtende Tendenz zu einer hypertrophen Egozentrik, die keine Rücksicht mehr auf die Bedürfnisse anderer nimmt, nicht zu verstärken.

Wenn andere Menschen Anforderungen an Sie stellen, müssen Sie entscheiden, ob Sie diesen Wünschen folgen wollen oder nicht. Dabei sollten Sie sich fragen,

- ob sie die Aufforderung überhaupt ablehnen können (am Arbeitsplatz z.B. werden Sie Anordnungen Ihres Vorgesetzten in den meisten Fällen ausführen müssen)
- ob Sie sich von der Person, die Sie um einen Gefallen bittet, ausgenutzt fühlen
- ob Sie selbst Lust zur gewünschten Aktivität haben
- ob die gewünschte Aktivität Sie an anderen Dingen hindert, die Sie gerne tun oder gerne tun würden.

Sie haben das Recht, Anforderungen zurückzuweisen, ohne sich schlecht oder schuldig zu fühlen. Wenn Sie anderen zu Gefallen Dinge tun, die Sie eigentlich nicht wollen, hat das Konsequenzen:

- Es raubt Ihnen Zeit und Energie.
- Wenn Sie anderen erlauben, Sie auszunutzen, kann sich bei Ihnen Ärger aufstauen, der sich später vielleicht unkontrolliert entlädt.
- Es führt zu Unehrlichkeit und Missverständnissen.
- Sie verlieren Ihre Selbstachtung.

Viele Menschen fühlen sich unwohl, wenn sie die Anforderungen anderer zurückweisen. Dieses unbehagliche Gefühl wird auch nach langer Übung noch bestehen bleiben. Dennoch ist dieses kurze Unbehagen erträglicher als die langfristigen Konsequenzen des Ausgenutztwerdens.

Es gibt eine direkte Verbindung zwischen der Unfähigkeit, Nein zu sagen, und dem Alkoholkonsum. Gefühle von geringem Selbstwert, Ohnmacht und Ärger sind negative Emotionen, die Rückfälle auslösen können.

Richtlinien

- Klären Sie Ihre eigenen Bedürfnisse und Wünsche. Haben Sie überhaupt Zeit für die erwünschte Aktivität? Könnte Sie Ihnen Spaß machen? Fühlen Sie sich ausgenutzt von der Person, die Anforderungen an Sie stellt?
- Respektieren Sie die Gefühle des anderen; machen Sie deutlich, dass Sie ihn ernst nehmen.
- Stehen Sie zu Ihrer Ablehnung. Seien sie klar und eindeutig.
- Wenn Sie Ihre Ablehnung begründen wollen, stellen Sie kurz Ihre eigenen Pläne und Wünsche dar.
- Manchmal möchten Sie vielleicht auf einen Kompromiss eingehen oder dem anderen eine Art Tauschgeschäft vorschlagen. Seien Sie auch dabei eindeutig.
- Achten Sie auf Ihre Körpersprache.
- Wenn der andere auf seiner Forderung besteht, bleiben Sie ruhig und bestimmt.

Praktische Übung

Die Patienten schlagen Szenen aus Ihrem Alltagsleben vor, die durchgespielt werden.

Block C: Komplexe Aufgaben

Sitzung C1: Enge und intime Beziehungen

Einführung

Die Sitzung baut auf den bisher gelernten Fähigkeiten auf (Sprechen über Gefühle, Vertretung eigener Interessen, Umgang mit Kritik und Komplimenten, aktives Zuhören). Diese Fähigkeiten sollen in Zusammenhang mit typischen Schwierigkeiten in Paarbeziehungen gebracht werden.

Es gibt viele mögliche Gründe für Kommunikationsprobleme in einer Paarbeziehung (Misstrauen, Ärger, Angst vor Versagen, mangelnde sexuelle Befriedigung).

Effektive Kommunikation in einer Paarbeziehung ist aus verschiedenen Gründen wichtig:

- Man fühlt sich dadurch einander näher.

- Man versteht den anderen besser und kann Konflikte besser lösen.
- Ärger und andere negative Gefühle können sich nicht aufstauen.

Bei einer Diskussion über Kommunikation in Paarbeziehungen sollten auch Themen aus dem Bereich der Sexualität angesprochen werden, was innerhalb der Gruppe zunächst schwierig sein kann. Die Therapeuten sollten daher einige hypothetische Themen bereit halten, die im Rollenspiel geübt werden können. Die Patienten sollten dabei lernen, die Thematik einfühlsam und sensibel anzusprechen.

Mögliche Themen in diesem Kontext sind z. B.:

- Es gelingt einem Paar nicht, sich Freiräume für die Sexualität zu schaffen (ständig ist einer der Partner mit Arbeit überlastet, immer wieder stören die Kinder).
- Die Partner haben verlernt, sich gegenseitig Lust und Bereitschaft zu signalisieren.
- Es ist während der Trinkzeit zu einer Entfremdung auch auf körperlichem Gebiet gekommen.

Richtlinien

- Erwarten Sie nicht, dass Ihr Partner Ihre Gedanken lesen oder Ihre Wünsche und Gefühle erraten kann. Dies gilt auch für den Bereich der Sexualität.
- Lassen sie Konflikte nicht schwelen; üben Sie möglichst früh konstruktive Kritik.
- Nutzen Sie Ihre Fähigkeit, Kritik anzunehmen, um unnötige Streitereien zu vermeiden und möglichst gute Lösungen zu finden.
- Zeigen Sie Ihre positiven Gefühle.
- Hören Sie aktiv zu.

Praktische Übung

Alle Rollenspiele sollen sich auf spezifische Probleme der Gruppenteilnehmer beziehen.

Sitzung C2: Das soziale Netzwerk wieder aufbauen

Einführung

Ein soziales Netzwerk besteht aus Menschen, die sich bei Problemen und in Krisenzeiten gegenseitig helfen.

Obwohl wir alle nach Unabhängigkeit streben, kann niemand von uns allein existieren. Daher ist es wichtig, Hilfe von anderen annehmen und Hilfe anbieten zu können.

Aus vielen Gründen haben manche Menschen das Gefühl, zuwenig Unterstützung von anderen zu erhalten. Viele trauen sich auch nicht, um Hilfe zu bitten, weil dies nicht zu ihrem Selbstbild passt. Vor allem Männern fällt dieser Schritt oft schwer. Dazu kommt, dass bei Alkoholkranken das soziale Netz oft in der Trinkzeit zerstört wurde.

Die Kommunikationstechniken, die Sie bisher gelernt haben, können Ihnen helfen, die Beziehung zu anderen wieder aufzubauen.

Richtlinien

Wenn Sie ein Problem ausgewählt haben, bei dessen Lösung Sie Hilfe brauchen, sollten Sie 3 Schritte einhalten:

Überlegen Sie, wer Ihnen helfen könnte:

- Menschen, die in Ihrem Leben bereits wichtig sind und die Ihnen schon einmal geholfen haben
- Menschen, die bisher neutral (weder hilfreich noch behindernd) waren
- Menschen, die Ihnen im Augenblick eher im Wege stehen.

Überlegen Sie, welche Art von Hilfe Sie brauchen:

- Hilfe bei der Problemlösung
- moralische Unterstützung
- die Übernahme von Aufgaben
- Information
- Notfallhilfe.

Überlegen Sie, wie Sie die Hilfe, die Sie brauchen, bekommen könnten. (Natürlich braucht der Aufbau eines sozialen Netzes Zeit. Aber die folgenden Techniken können Ihnen dabei helfen.)

- Bitten Sie konkret um das, was Sie brauchen.
- Suchen Sie auch nach neuen Personen, die Sie unterstützen könnten.
- Bieten Sie auch selbst anderen Ihre Hilfe an.
- Hören Sie aktiv zu.
- Geben Sie Rückmeldung. Bedanken Sie sich.

Praktische Übung

Die Therapeuten demonstrieren effektive und ineffektive Formen der Bitte um Hilfe:

1. indirekter Appell: „Diese Arbeit macht mich noch total verrückt."
2. unspezifische Anfrage: „Ich könnte Deine Hilfe hier im Haus schon ganz gut gebrauchen."
3. direkte und konkrete Bitte: „Ich käme viel schneller voran, wenn Du mir diese Aufgabe abnehmen könntest."

Danach werden von den Patienten eingebrachte Themen durchgespielt.

Für diese Übungen sollte viel Zeit zur Verfügung stehen. Für Menschen, die bisher generell wenig Unterstützung erfahren haben, ist es schwierig, ein solches Netzwerk aufzubauen. Eine einzelne Sitzung kann hier oft nur Anstöße geben für Prozesse, die sich über Jahre hinziehen können.

Sitzung C3: Angenehme Aktivitäten

Einführung

Viele Alkoholiker erleben es als Verlust und große Einschränkung, auf Alkohol zu verzichten, da Trinken zuletzt die einzige angenehme Aktivität in ihrem Leben darstellte.

Angenehme Aktivitäten führen zu angenehmen Gefühlen und beugen negativen Gefühlen und Gedanken vor.

Viele Menschen müssen den größten Teil ihres Tages mit Aktivitäten verbringen, die sie nicht als angenehm erleben. Um so wichtiger ist es, mit angenehmen Aktivitäten ein Gegengewicht zu schaffen. Damit entfällt auch die Versuchung, sich mit Alkohol zu betäuben oder zu belohnen.

Richtlinien

1. Entwickeln Sie eine Liste angenehmer Aktivitäten.
2. Einige angenehme Aktivitäten können zur positiven Sucht werden. Dazu gehören z.B. Ausdauersportarten, kulturelle Interessen und kreative Tätigkeiten.
3. Reservieren Sie jeden Tag 30 bis 60 Minuten für angenehme Aktivitäten.

Statt eines Rollenspiels werden die Patienten aufgefordert, eine Liste angenehmer Aktivitäten zu entwickeln und zu diskutieren.

Sitzung C4: Bewältigung fortbestehender Probleme

Einführung

Es ist wichtig, gegen Ende der Behandlung zu betrachten, wie Sie sich seit Beginn der Gruppe verändert haben, welche Ziele Sie für sich erreicht haben und welche Probleme weiterhin bestehen.

Hier sind einige Beispiele für Lebensprobleme, die zu Rückfällen führen können:

- Ungenügende Kommunikation in wichtigen Beziehungen
- Langeweile, Einsamkeit, Depression
- Ärger, Angst und Anspannung
- Mangelnde soziale Unterstützung
- Sozialer Druck, wieder mit dem Trinken zu beginnen.

Richtlinien

Zur Erhaltung des Therapieerfolgs und der gelernten Techniken ist es wichtig, diese auch weiter zu üben und auf aktuell bestehende und künftige Probleme anzuwenden.

Praktische Übung

Die Teilnehmer beschreiben, welche Erfolge sie mit welchen Techniken bisher erreicht haben.

Die Teilnehmer beschreiben ihre aktuell bestehenden Probleme und diskutieren Lösungsstrategien. Ggfs. können Lösungsansätze im Rollenspiel überprüft werden.

Letzte Sitzung: Ausblick und Abschied

Feedback an die Gruppenmitglieder

Die Therapeuten sollten modellhaft der Gruppe als Gesamtheit und jedem einzelnen Teilnehmer ein positives Feedback und Hinweise für die weitere Entwicklung geben.

Feedback der Patienten untereinander

Auch hier sollte darauf geachtet werden, dass die Sitzung in einer vorsichtig-optimistischen Stimmung endet. Die Erörterung von Konflikten, die innerhalb der Sitzung nicht mehr lösbar sind, sollte vermieden werden.

Feedback an die Therapeuten

Hier kann, falls sich keine spontanen Äußerungen ergeben, nach positiven und negativen Erfahrungen, nach besonders hilfreichen Sitzungen, aber auch nach Anlässen zu Ärger und Enttäuschung gefragt werden. Wurden Themen zu ausführlich oder zu kurz behandelt? Kamen spezielle Probleme einzelner Patienten zu kurz?

Die Therapeuten sollten die Gelegenheit nutzen, ihre eigene Fähigkeit zum Umgang mit Kritik unter Beweis zu stellen.

Additive Module (AM)

In den additiven Modulen kommen überwiegend kognitive Techniken zum Einsatz; die Bearbeitung ihrer Thematik kann sich abhängig vom therapeutischen Bedürfnis der Teilnehmer auch jeweils über mehrere Sitzungen erstrecken.

Das Zusatzmodul AM3 (Problemlösungsstrategien) kann z. B. im Themenblock C das Modul Bewältigung fortbestehender Probleme ergänzen; die beiden übrigen Zusatzmodule richten sich vor allem an Borderlinepatienten mit Defiziten im Bereich der Binnenwahrnehmung und der Affekt- und Stimmungsregulation.

AM1: Affektwahrnehmung

Einführung

Viele Alkoholkranke haben Schwierigkeiten, die eigenen Gefühle zu erkennen und voneinander zu unterscheiden. Dies gilt vor allem für negative, schlechte Gefühle, die mit Wut und Enttäuschung verbunden sind.

So fühlen viele Abhängige sich einfach schlecht, körperlich unwohl, auf unerklärliche Weise gereizt, müde, gelangweilt oder auf eine unerträgliche Weise leer, statt Gefühle zu empfinden wie

- Frustration
- Ärger
- Wut
- Angst
- Erniedrigung
- Kränkung
- Erschöpfung.

Die genaue Wahrnehmung und Unterscheidung dieser negativen Gefühle ist wichtig, weil sie dazu beiträgt, sie beherrschbar zu machen und ihren Ursprung besser zu verstehen. Damit sinkt auch das Risiko, dass aus diesen Gefühlen Trinkgedanken und Alkoholverlangen entstehen.

Richtlinien

Dabei sind 2 Techniken hilfreich:

1. Beobachten Sie Ihr körperliches Befinden in Zeiten, in denen Sie sich schlecht fühlen: Spüren Sie Kopfschmerzen, Herzklopfen, Magenschmerzen, verstärkte Darmbewegungen, Muskelzittern, Schweißausbrüche, Muskelverspannungen? Haben Sie Hunger oder hat es Ihnen den Appetit verschlagen? Möchten Sie sich im Bett verkriechen oder am liebsten alles in Stücke schlagen?
2. Welche Situation und welche Gedanken gingen dem schlechten Gefühl voraus? Wie würden sich andere Menschen in dieser Situation fühlen?

Praktische Übung

Die Therapeuten spielen möglichst realistisch eine Situation durch, in der z. B. ein Vorgesetzter seinen Untergebenen demütigt, eine nörgelnde Ehefrau ihrem Mann den lang ersehnten Feierabend verdirbt, ein Freund dem anderen eine dringende

Bitte abschlägt. Möglich ist auch die Vorführung geeigneter Szenen aus Spielfilmen.

Die Teilnehmer berichten über ihre körperlichen Sensationen beim Zuschauen und versuchen, die Gefühle des jeweiligen Opfers zu benennen.

Im weiteren Verlauf der Stunde können Situationen, in denen Patienten schlechte Gefühle hatten, berichtet und auf dieselbe Weise untersucht werden.

Alternativ können (wenn die Patienten ausreichend belastbar sind) die Teilnehmer untereinander entsprechende Situationen durchspielen und analysieren.

AM2: Umgang mit negativen Gefühlen

Einführung

Schon die Benennung von Gefühlen und ihre Verbindung mit Gedanken und Situationen kann hilfreich wirken, weil sie Abstand schafft und das Gefühl vermittelt, nicht hilflos unerklärlichen Stimmungen ausgeliefert zu sein.

Weitere Techniken zum Umgang mit schlechten Gefühlen sind

- Ablenken
- Entspannungsübungen
- körperliches Abreagieren (Sport)
- positive Gegengedanken
- Relativierung („Es wäre noch viel schlimmer, wenn mir dies oder jenes geschehen wäre!" oder „Dies ärgert mich zwar, kann mir aber nicht wirklich schaden.")
- Überprüfung der Angemessenheit des Gefühls („Lohnt es sich wirklich, dass ich mich jetzt so ärgere?")

Wenn Sie sich von einem anderen persönlich verletzt oder enttäuscht fühlen, können folgende Fragen hilfreich sein:

- Habe ich den anderen wirklich richtig verstanden?
- Wollte er tatsächlich mich als Person treffen?
- Kann ich diese Fragen im Gespräch mit ihm klären, ohne damit einen erneuten Konflikt/eine erneute Verletzung zu provozieren?

Wenn sie unter einer bestimmten Situation (z. B. am Arbeitsplatz) leiden, sind folgende Fragen angebracht:

- Kann ich die Situation verändern?
- Wenn dies nicht möglich ist: Wie kann ich sie für mich erträglicher gestalten/mich besser schützen? Kann ich ein Gegengewicht durch positive Aktivitäten in anderen Bereichen schaffen? Gibt es längerfristig Perspektiven zu einer Veränderung der Situation?

Im weiteren Verlauf der Stunde beschreiben die Teilnehmer ihre individuelle Problematik; davon ausgehend werden in der Gruppe exemplarisch mögliche Lösungsstrategien entwickelt.

AM3: Problemlösungsstrategien

Einführung

Die meisten Alkoholiker beginnen während der Trinkzeit irgendwann, Probleme zu vernachlässigen und schließlich völlig zu ignorieren. Dies führt dazu, dass

- die Fähigkeit zum Lösen von Problemen schließlich verloren geht (zumal der Alkohol die Konzentration, die Auffassung und die Ausdauer immer mehr beeinträchtigt)
- viele sich zu Beginn der Abstinenz einem ganzen Berg von Problemen gegenüberstehen, der zunächst unüberwindbar erscheint.

Richtlinien

Schaffen Sie Ordnung. Erstellen Sie eine Rangliste Ihrer Probleme: Welche bedrohen unmittelbar Ihre Abstinenz und Ihre Existenzgrundlage? Mit welchen können Sie noch eine Zeitlang leben?

Befolgen Sie bei der Bearbeitung einzelner Probleme die folgenden Schritte:

1. Klare und konkrete Definition des Problems
2. Klärung des Imformationsbedarfs
3. Brainstorming
4. Vergleich der Vor- und Nachteile der im Brainstorming gefundenen Lösungsansätze
5. Auswahl der besten Lösung
6. Planung, Vorbereitung und Übung, Inanspruchnahme von Hilfen
7. Umsetzung
8. Auswertung des Ergebnisses.

Statt eines Rollenspiels wird in der Gruppendiskussion unter Einsatz der Tafel/Flipchart die Lösung eines Einzelproblems, das einer der Teilnehmer einbringt, exemplarisch durchgeführt.

11 Paargespräche

11.1 Ausgangssituation

Seit der Einführung des Begriffs Coalkoholismus stehen die Partner von Süchtigen bei vielen Therapeuten in keinem guten Ruf. Dieser Begriff suggeriert, dass Angehörige, die keine entschiedenen und konsequenten Schritte (bis hin zum Vollzug der Trennung) gegen das süchtige Verhalten ihres Partners unternehmen, sich

- suchtfördernd und suchterhaltend verhalten, und
- dies aus bewussten oder unbewussten egoistischen und pathologischen Motiven tun.

Diese Annahme ist in doppelter Hinsicht unzutreffend oder zumindest grob vereinfachend:

Zum einen stellen die Unterstützung durch den Partner und die Hoffnung auf Aufrechterhaltung der Partnerbeziehung für viele Abhängige wesentliche motivationale Faktoren dar.

Zum anderen ergeht es Angehörigen oft nicht anders als Kollegen oder Vorgesetzten: Sie nehmen die Symptome des Substanzmissbrauchs und der Sucht nicht wahr, weil diese sich meist schleichend und über viele Jahre hin entwickeln und damit allmähliche Gewöhnungseffekte im Umfeld bedingen; sie besitzen weder Informationen über die Erkrankung noch sinnvolle Interventionsstrategien und sie sind gerade wegen der engen emotionalen Nähe zum Süchtigen besonders anfällig dafür, seine Bagatellisierungs- und Beschwichtigungstendenzen zu übernehmen: und besonders wenig geeignet, ihm klare Grenzen zu setzen.

Dennoch kennt natürlich jeder Suchttherapeut Angehörige, die süchtiges Verhalten ihrer Partner explizit unterstützen, rückfallträchtige Situationen gezielt herbeiführen und therapeutische Bemühungen hintertreiben: im klinischen Alltag stellen sie aber eher Raritäten (die sich allerdings dem Gedächtnis besonders einprägen) dar.

Weit häufiger sind jedoch Fälle, in denen die Partner eigene kindliche Erfahrungen mit süchtigen Elternteilen reinszenieren oder die Sucht ignorieren bzw. stillschweigend tolerieren, weil sie ohnehin eine Stagnation der Beziehung oder eine allmähliche Entfremdung in der Partnerschaft erleben und nicht den Impuls verspüren, dagegen ernsthafte Schritte zu unternehmen.

In vielen Fällen ermöglicht die Sucht eines Partners es auch beiden Mitgliedern eines Paars, andere zentrale Beziehungsprobleme nicht offen zu thematisieren:

Eine besondere Rolle spielen hier Kommunikationsprobleme (insbesondere im sexuellen Bereich) und andere Ursachen chronischer Frustration.

Schließlich darf unter pragmatischem Aspekt nicht vergessen werden, dass Süchtige (solange es nicht zu Gewalttätigkeit und anderen extremen Verhaltensauffälligkeiten kommt) oft äußerst pflegeleichte, gefügige, duldsame und wenig ansprüchliche Partner darstellen.

11.2 Organisation

Im Rahmen der Integrativen Verhaltenstherapie sollten Therapeuten darauf drängen, zumindest einmal (möglichst zu Anfang der Behandlung, und, falls möglich, noch einmal in der Beendigungsphase) ein Gespräch mit dem Patienten und seinem Partner (oder seiner wichtigsten Bezugsperson) zu führen.

Bei der Vorbereitung auf diese Gespräche sind folgende Punkte relevant:

Falls keine sich unmittelbar anschließende Paartherapie mit veränderndem Anspruch geplant ist, sollten Therapeuten sich immer vor Augen führen, dass das Paargespräch primär dem Ziel der Diagnostik und Beratung dient: und dass selbst Paar- und Familiensysteme, die auf den Außenstehenden hochgradig dysfunktional wirken, über ein enormes stützendes Potential und über ungeahnte Selbstveränderungskräfte verfügen können.

Entsprechend sollten Interventionen, die geeignet sind, das Paarsystem zu destabilisieren, in dieser Gesprächssituation unbedingt vermieden werden. Vielmehr sollten die Therapeuten in ihren Interventionen ausdrücklich auf potentiell behandlungsunterstützende Ressourcen des Paars fokussieren.

Darüber hinaus sollten Therapeuten sich die schwierige Ausgangsposition aller an dieser Art von Paargespräch Beteiligten bereits im Vorfeld deutlich machen:

- Patienten befürchten oft, ihre Partner könnten mit den Therapeuten eine Allianz gegen sie schließen oder den Therapeuten mit Scham oder Schuldgefühlen verbundene Dinge verraten, die sie selbst im Therapiegespräch bisher verschwiegen haben.
- Die Partner sind in der vielleicht schwierigsten Lage, da sie oft bezüglich der Suchterkrankung wie hinsichtlich der Therapie kaum über Informationen verfügen, sich im Gespräch mit den Therapeuten auf ungewohntem und fremdem Terrain befinden und zudem häufig durch die Verhaltensänderungen ihres Partners und die Neuverteilung der Rollen im Paar- und Familiensystem während der ersten Abstinenzphase verunsichert sind. Zudem leiden sie oft noch unter Gefühlen der Wut, der Enttäuschung und des Misstrauens gegenüber ihrem Partner; viele empfinden sogar Neid, weil der Partner für sein süchtiges Verhalten nun auch noch mit therapeutischer Zuwendung belohnt wird.
- Therapeuten schließlich stehen immer wieder in der Gefahr, sich in die Rolle des Schiedsrichters oder des Anwalts einer der beiden Parteien drängen zu lassen.

Daher sollten die Ziele des Paargesprächs klar definiert werden:

- Aus therapeutischer Sicht dient es vor allem der Überprüfung der vom Patienten selbst präsentierten Darstellung der Beziehung und der Exploration des Kommunikationsstils des Paars, seiner Problemlösungsstrategien und Ressourcen und seiner aktuellen Probleme.
- Den Partnern soll die Möglichkeit zur Aussprache über ihr Erleben der Situation und zur Information über Erkrankung, Therapie, zu erwartende Schwierigkeiten und vorhandene Hilfs- und Beratungsangebote für sie selbst gegeben werden (entsprechende Angebote halten fast alle Selbsthilfegruppen und Beratungsstellen vor).
- Den Patienten soll das Gespräch helfen, Verständnis für das Erleben, die Wünsche und die Ängste ihrer Partner zu entwickeln und die Kommunikation mit ihnen zu verbessern.

Zunächst sollten die Partner aufgefordert werden, ihr Erleben der aktuellen Situation und ihre aktuelle Befindlichkeit zu schildern und die ihnen wichtigen Fragen zu stellen; die Therapeuten sollten sich im weiteren Gesprächsverlauf bemühen, die Berechtigung und Angemessenheit der Ängste und der Verunsicherung beider Partner ausdrücklich anzuerkennen und dem Paar plausible und akzeptable Erklärungsmodelle für die Schwierigkeiten der ersten Abstinenzphase zu vermitteln.

In einem weiteren Schritt sollten möglichst Spielregeln für den Umgang des Paares miteinander während dieser kritischen Phase vereinbart werden:

- Rücksichtnahme auf die beiderseitige erhöhte Verletzbarkeit
- keine von Schuldzuweisungen geprägten Versuche der Vergangenheitsbewältigung
- keine pauschalen Schuldzuweisungen, stattdessen sachliche Bitte um konkrete Verhaltensänderungen
- keine in diesem Stadium sinnlosen und beide Seiten nur erschöpfenden Grundsatzdiskussionen
- gemeinsame Klärung konkreter und aktueller Probleme
- konkrete Information des Partners über die aktuelle Befindlichkeit.

Die Hausaufgabe für das Paar nach diesem Gespräch kann darin bestehen, eine Rangliste der gemeinsamen Probleme (mit einem Zeitplan zu ihrer Bewältigung) und eine Planung positiver gemeinsamer Aktivitäten zu erstellen.

Ein zweites Paargespräch in der Abschlussphase der Behandlung kann der Überprüfung des bisherigen Therapieerfolgs, einer Bilanz des Paars über die Entwicklung seit dem Erstgespräch und der Entwicklung weiterer Perspektiven dienen.

12 Boostersitzungen

Booster-(oder Auffrisch-)Sitzungen sind eine bewährte, wenn auch wissenschaftlich wenig untersuchte und in der klinischen Praxis zu selten genutzte, Möglichkeit, Therapieeffekte zu sichern und zu erweitern.

12.1 Prinzipien

Ihre Wirksamkeit beruht vor allem auf folgenden Prinzipien:

1. Sie bieten ehemaligen Patienten die Möglichkeit (ähnlich wie auf einem Klassentreffen), die in der Zwischenzeit erreichten Erfolge stolz zu präsentieren und damit die Selbstwirksamkeit zu erhöhen.
2. Sie verstärken die Bindung an die Therapieeinrichtung/die Therapeuten und vergrößern damit die Wahrscheinlichkeit, dass ehemalige Patienten nach erneuten Abstinenzverletzungen rechtzeitig um Hilfe nachsuchen.
3. Sie dienen dem Auffrischen und Erweitern des in der Therapie Gelernten.
4. Sie bieten Unterstützung bei der Bewältigung fortbestehender und neu aufgetretener Probleme.

Boosterveranstaltungen sollten im Abstand von etwa 6 Monaten nach Abschluss der ursprünglichen Therapie stattfinden; sie können z. B. im Rahmen eines Wochenendseminars oder in Form einiger Einzel- oder Gruppengespräche organisiert werden, wobei möglichst die ursprünglichen Therapeuten und die vertrauten Gruppenmitglieder wieder zusammentreffen sollten.

Inhalt und Umfang der Boostersitzungen sollten wesentlich von den Patienten bestimmt werden, deren Bedürfnisse u. U. schon in der Vorbereitungsphase der Veranstaltung z. B. durch einen kurzen Fragebogen erhoben werden können. Meist wird es um die folgenden Themen gehen:

- Fortbestehende alte Probleme
- Probleme, die durch die Abstinenz entstanden sind. (Hier geht es vor allem um die oft konflikthafte Umverteilung der Rollen in Paarbeziehungen und die berufliche Neuorientierung.)
- Probleme bei der Veränderung des Lebensstils.

Unter technischem Aspekt werden vor allem kognitive Verfahren (die Weiterentwicklung von Problemlösetechniken und die Bearbeitung inadäquater Grundannahmen) zum Einsatz kommen; geeignet sein können aber auch Übungen aus den Themenblöcken B und (vor allem) C zur Erweiterung der kommunikativen Kompetenz und der Fähigkeit zur Bewältigung komplexerer Probleme.

12.2 Psychiatrische Komorbidität

Relativ häufig kommt es unter Abstinenz auch zum Wiederauftreten der psychiatrischen Symptome, zu deren Bewältigung Alkohol ursprünglich eingesetzt wurde, oder zur Entwicklung neuer Störungsbilder:

So können sich (erneut) Angstsymptome (oder, gerade bei Borderlinepatienten) anorektische oder bulimische Verhaltensweisen oder eine Tendenz zur Selbstverletzung entwickeln; viele schizoide und narzisstische Patienten berichten, wenn die Bemühung um Aufrechterhaltung der Abstinenz sie nicht mehr ständig in Anspruch nimmt und die äußeren Lebensumstände reorganisiert sind, über ein zunehmendes Gefühl der inneren Leere und des Unbefriedigtseins. Nicht selten sind auch Reexacerbationen psychosomatischer Erkrankungen wie der Neurodermitis.

In diesen Fällen reichen Boostersitzungen natürlich meist zur Bearbeitung nicht aus; hier sollten längerfristige psychotherapeutische Behandlungsmaßnahmen angebahnt werden.

13 Pharmakologische Ansätze in der Rückfallprophylaxe

Im Bereich medikamentöser Interventionen zur Unterstützung der Abstinenzerhaltung ist angesichts der seit einigen Jahren intensivierten Forschung für die Zukunft mit erheblichen Veränderungen zu rechnen.

Allerdings spielen aktuell pharmakologische Behandlungsansätze in der bundesrepublikanischen Praxis nur eine sehr eingeschränkte Rolle. Zum einen liegt dies sicher an der begrenzten Wirksamkeit der bisher zur Verfügung stehenden Substanzen; zum anderen bestehen im Kreis der Selbsthilfegruppen (aber auch bei vielen Suchttherapeuten) noch erhebliche ideologische Vorbehalte gegenüber dem Einsatz von Medikamenten, selbst wenn diese keine psychotrope Wirkung und kein Suchtpotential besitzen.

Aktuell lassen sich drei Wirkprinzipien der bisher in Studien untersuchten bzw. in die Behandlung eingeführten Substanzen unterscheiden:

13.1 Aversivtherapie

Bei dieser in den USA und auch in Skandinavien und Osteuropa verbreiteten, in der Bundesrepublik aber kaum vertretenen Behandlungsform werden zur Rückfallprophylaxe Substanzen eingesetzt, die in Kombination mit Alkohol zum Teil heftige körperliche Unverträglichkeitsreaktionen bewirken.
Meist wird daabei ein irreversibler Acetaldehyddehydrogenasehemmer (Disulfiram, Antabus®) eingesetzt, der den enzymatischen Alkoholabbau blockiert und so nach Alkoholaufnahme eine Acetaldehydvergiftung mit heftigen vegetativen Dysregulationen (u. a. Pulsanstieg, Blutdruckabfall, Atemnot und Übelkeit) verursacht.

Unter wissenschaftlichem Aspekt wird die Wirksamkeit kontrovers diskutiert; nach der klinischen Erfahrung ist der Einsatz dieser Technik bei kooperationsfähigen Abhängigen zur Unterstützung einer Psychotherapie zu diskutieren. Lebensbedrohliche Situationen können sich entwickeln, wenn Abhängige versuchen, die Disulfiramwirkung durch den Konsum übermäßig hoher Alkoholmengen außer Kraft zu setzen.

Weitere Details sind in Tabelle 13.1 aufgelistet.

Tabelle 13.1. Disulfiram

Wirkmechanismus	Acetaldehyddehydrogenasehemmung
Disulfiram-Alkohol-Reaktion (Eintreten: 10-30 Min. nach Alkoholkonsum; Dauer 90-180 Min.)	Flush, Tachypnoe, Tachykardie, Hypotonie Nausea, Erbrechen, Kopfschmerz, Brustschmerzen, Schwitzen, Schwächegefühl Epileptische Anfälle Atemdepression, Schock kardiale Arrhythmien, Myokardinfarkte Bewusstseinstörungen
NW	Müdigkeit, RR-Abfall Depression, Angst, produktive psychotische Symptome Leberschädigungen, Allergien PNP, Entzündungen der Hirnnerven Teratogenität
Interaktionen	Verstärkt Wirkung von Phenytoin, Diazepam, Chlordiazepoxid, Desipramin, Imipramin
HWZ	7-8 Std.
Dosis	200-500 mg/d.
Wirksamkeit	Fuller (1986): lediglich Anzahl der Trinktage reduziert

13.2 Behandlung psychiatrischer Komorbidität

Aus theoretischer Sicht erscheint die medikamentöse Behandlung psychiatrischer Begleiterkrankungen (insbesondere von depressiven Syndromen und Angststörungen) sinnvoll und vielversprechend auch unter dem Aspekt der Rückfallprophylaxe; eindeutige empirische Bestätigungen dieser Hypothese stehen allerdings noch aus.

13.3 Anticravingsubstanzen

Mit dem Begriff Craving bezeichnet man ein akut auftretendes, fast unstillbares Verlangen nach Alkoholeinnahme, das von heftigen, an Entzugs- oder Intoxikationszustände erinnernden vegetativen Symptomen begleitet sein kann. Dabei lässt sich zwischen einem unmittelbar in der Entzugsphase auftretenden Frühcraving (das nach aktuellem Kenntnisstand überwiegend physiologisch bedingt ist) und einem im weiteren Verlauf sich entwickelnden Spätcraving (hier wirken wahrscheinlich physiologische und psychologische Faktoren gemeinsam) unterscheiden.

Die Wertigkeit dieses Phänomens (über das übrigens nur ein Teil der Betroffenen berichtet) im Kontext des Rückfallgeschehens wird noch kontrovers diskutiert; die Auswahl der zu seiner Prophylaxe eingesetzten Pharmaka orientiert sich vorwiegend an den in Kapitel 2 skizzierten Befunden und Hypothesen zur Neurobiologie der Alkoholabhängigkeit, insbesondere zur Funktion des Belohnungssystems und der mit ihm kommunizierenden Transmittersysteme und der Anpassungsreaktionen auf der Rezeptorebene an chronische kontinuierliche Alkoholzufuhr.

Tabelle 13.2. Potentielle Anticravingsubstanzen

Glutamatantagonisten (z.B. Amantadin)	bisher keine Studien
Dopaminagonisten (z.B. Lisurid)	wahrscheinlich nicht effektiv
Dopaminantagonisten (z.B. Flupentixol, Tiaprid)	wahrscheinlich nicht effektiv
Serotonin-Reuptake-Hemmer (z.B. Fluoxetin)	mögliche Wirksamkeit bei depressiver Subgruppe
Serotoninagonisten (z.B. Buspiron)	inkonsistente Befundlage, Wirksamkeit bei Subgruppe mit Angststörungen
Serotoninantagonisten (z.B. Ritanserin)	wahrscheinlich nicht wirksam
MAO-Hemmer	bisher nur bei Rauchern untersucht
Lithium	kein Effekt
Antiepileptika (z.B. Carbamazepin, Valproat)	Hinweise auf Wirksamkeit bisher nur aus kleinen Pilotstudien

So wurden bisher im Rahmen von Studien neben Lithium u. a. serotoninerge Substanzen, Selektive Serotoninwiederaufnahmehemmer, Dopaminagonisten wie Dopaminantagonisten, GABAerge Substanzen und Opiatantagonisten auf ihre Wirksamkeit hin untersucht. Allerdings ist die Datenbasis bisher noch sehr schmal, entsprechend inkonsistent und meist unbefriedigend sind die Ergebnisse (s. Tabelle 13.2).

Zugelassen in dieser Indikation ist in der Bundesrepublik bisher nur *Acamprosat* (Campral[R]), ein Taurin-Derivat, dem eine glutamatmodulatorische Wirkung zugeschrieben wird. In den bisher vorliegenden kontrollierten Studien zeigte die Substanz bei guter Verträglichkeit und fehlenden toxischen Nebenwirkungen (s. Tabelle 13.3) etwa eine Verdoppelung der nach einer Entgiftungsbehandlung zu erwartenden (niedrigen) Abstinenzquote, eine Erhöhung der kumulativen Abstinenzzeiten sowie eine Reduktion der Therapieabbruchrate (die allerdings weiter bei etwa 50 % lag) gegenüber Placebo.

Subgruppen, die in besonderem Maß von dieser Therapie profitieren, konnten bisher nicht identifiziert werden; auch Erfahrungen über die Kombination des Einsatzes von Acamprosat mit Psychotherapieverfahren liegen noch nicht vor. (Literaturübersicht bei Soyka 1997.)

In der Schweiz ist der kombinierte Einsatz von Disulfiram und Acamprosat verbreitet; auch hier ist allerdings die empirische Basis noch sehr schmal.

Tabelle 13.3. Acamprosat

Wirkmechanismus	NMDA-Modulator
Wirkung	Reduktion von Craving kein psychotroper Effekt/ kein Abhängigkeitspotential extrem niedrige Toxizität
NW	gastrointestinale Beschwerden Libidominderung
HWZ	3 Std.
Dosis	2 g/d.
Therapiedauer	6-12 Mo.
Wirksamkeit	Verdoppelung der Abstinenzraten gegenüber Placebo (Saß 1995)

Eine weitere, in den USA inzwischen in größerem Umfang untersuchte und eingesetzte Anticravingsubstanz ist der Opiatantagonist *Naltrexon* (Nemexin®), der die Wirkung von Alkohol auf das Endorphinsystem blockieren soll.

Die wissenschaftliche Befunde zur Wirksamkeit der Substanz sind allerdings noch widersprüchlich; nach einigen Untersuchungen scheint Naltrexon zwar die Abstinenzraten nicht zu erhöhen, aber eine Reduktion der Trinkmengen zu verursachen.

Weitere Angaben zu dieser Substanz enthält Tabelle 13.4.

Bezüglich des *kombinierten Einsatzes* von psychotherapeutischen Verfahren und Anticravingsubstanzen liegen bisher nur einige experimentelle Untersuchungen mit dem Opiatantagonisten Naltrexon vor (Jaffe et al. 1996, Anton et al. 1999):

Die Ergebnisse sind noch inkonsistent; sie scheinen insgesamt auf eine Verstärkung der Wirksamkeit psychotherapeutischer Maßnahmen durch zusätzliche Medikamentengabe hinzudeuten.

Tabelle 13.4. Naltrexon

Wirkmechanismus	Opiatantagonist (μ-Rezeptor)
Wirkung	Reduktion positiver Alkoholwirkungen kein psychotroper Effekt/ kein Abhängigkeitspotential
NW	Übelkeit Kopfschmerzen Nervosität, Müdigkeit, Angst Schlafstörungen Transaminasenerhöhung
HWZ	< 24 Std.
Dosis	50 mg/d.
Wirksamkeit	signifikante Reduktion von Trinkmengen und Trinktagen, in einigen Studien auch signifikante Erhöhung der Abstinenzraten (Anton et al.1999)

In der Praxis besteht das zentrale Problem einer Behandlung mit Anticravingsubstanzen aktuell darin, dass jeweils nur (wenn auch relativ große) Minderheiten von einer solchen Therapie profitieren, ohne dass es nach dem derzeitigen Kenntnisstand möglich ist, diese Subgruppen im Vorhinein zu identifizieren.

Dennoch sollte angesichts der extrem niedrigen Toxizität und der fast völligen Nebenwirkungsfreiheit die Verordnung von Acamprosat prinzipiell jedem Patienten angeboten werden. In der Umsetzung scheitert dies allerdings, wie schon zu Beginn dieses Kapitels erwähnt, noch oft an der ablehnenden Haltung vieler Selbsthilfegruppen und auch zahlreicher professioneller Therapeuten.

Darüber hinaus fühlen sich nach der klinischen Erfahrung auch viele Betroffene durch eine Medikation in ihrer Selbstwirksamkeit beeinträchtigt: So brach eine Reihe unserer Patienten die Einnahme von Acamprosat mit der Begründung ab, ihre Abstinenz nicht einem Medikament, sondern den eigenen Anstrengungen verdanken zu wollen.

14 Selbsthilfe

Neben Klinikambulanzen, Beratungsstellen und niedergelassenen Psychotherapeuten spielen im Versorgungssystem der Bundesrepublik die Selbsthilfegruppen eine wesentliche Rolle, die sich historisch aus der Temperenzler- und Abstinenzlerbewegung der Jahrhundertwende und den Prinzipien der 1935 in den USA gegründeten Anonymen Alkoholikern herleiten und inzwischen in der Bundesrepublik zumindest in den Großstädten ein flächendeckendes Angebot etabliert haben.

In Deutschland sind neben den Anonymen Alkoholikern vor allem der Kreuzbund, das Blaukreuz, das Blaue Kreuz und die Guttempler vertreten.

Regelmäßige Teilnehmer an Selbsthilfegruppensitzungen zeigen deutlich erhöhte Abstinenzraten von bis zu 70 %; andererseits gelingt es etwa 50 % der dauerhaft abstinent Lebenden, Abstinenz auch ohne ihre Unterstützung aufrecht zu erhalten.

Der Wirkmechanismus wie die therapeutische Effizienz der Selbsthilfegruppen sind naturgemäß wenig untersucht; ihr Erfolg dürfte wesentlich auf vier Faktoren beruhen:

- Sie vermitteln für viele Abhängige akzeptable und als hilfreich erlebte Krankheitskonzepte (auch wenn diese aus fachlich-psychotherapeutischer Sicht zuweilen eher bedenklich erscheinen).
- Unter Gleich-Betroffenen scheinen sich sozial vermittelte Scham- und Schuldgefühle und daraus resultierende Verleugnungstendenzen weit weniger hemmend auszuwirken.
- Sie bieten ideale Voraussetzungen für das Lernen am Modell.
- Sie stellen auch über ihre unmittelbar suchtbezogenen Aktivitäten hinaus ein dichtes und sehr effizientes Netzwerk sozialer Unterstützung zur Verfügung.

Entsprechend stellt der Versuch einer Anbindung der Patienten an dieses System einen obligatorischen Bestandteil fast aller gängigen Entgiftungs- und Entwöhnungstherapiekonzepte dar.

14.1 Konfliktpotential

Aus professioneller psychotherapeutischer Sicht erscheinen Ideologie, Struktur und Kommunikationsformen der Selbsthilegruppen naturgemäß in vielen Punkten fragwürdig; in manchen Punkten (insbesondere in der Frage des Einsatzes von Medikamenten zur Rückfallprophylaxe) bestehen aktuell oft auch noch explizite konträre Grundeinstellungen.

Trotz der teilweise unterschiedlichen Krankheitskonzepte und Interaktionsstile sind allerdings Konflikte zwischen professioneller Therapie und Selbsthilfe in der Praxis äußerst selten; auch die meisten Patienten scheinen durchaus in der Lage, aus beiden Settings das für sie jeweils Nützliche und Wertvolle herauszuziehen und widersprüchliche Aussagen und Haltungen zu akzeptieren.

Sollte es dennoch einmal zu Konflikten kommen (indem Patienten z. B. angebliche Äußerungen von Selbsthilfegruppenleitern gegen von ihren Therapeuten vertretene Positionen ins Feld führen) liegt so immer der Verdacht auf vom Patienten inszenierte Spaltungsversuche nahe.

Therapeuten sollten sich hier wie in anderen Bereichen nicht auf Macht- und Kompetenzkämpfe einlassen, sondern die unterschiedlichen Ausgangspunkte und Funktionen der beiden Ansätze im Behandlungsprozess deutlich machen und sich wie ihren Patienten vergegenwärtigen, dass die Selbsthilfegruppen nicht nur auf durchaus beachtliche Erfolge bezüglich der Abstinenzerhaltung verweisen können, sondern dass sie darüber hinaus über ein enormes Erfahrungswissen bezüglich süchtigen Verhaltens verfügen.

Anhang: Materialien

Checkliste Alkoholanamnese 1

Konsumverhalten	
von den Gewohnheiten des sozialen Umfelds abweichendes Trinkverhalten	Raum für Notizen
Entwicklung von Trinkritualen (z. B. Trinken nur in bestimmten zeitlichen Abständen)	
heimliches Trinken	
morgendliches Trinken	
physische und psychische Entzugssymptome	
Kontrollverlust	
Toleranzentwicklung	
Schädliche Auswirkungen des Konsums	
Partnerschaft/ Familie	
Sozialkontakte	
Interessen/Hobbies	
Ausbildung/Beruf	
finanzielle Situation	
Wohnsituation	
Straffälligkeit (Führerscheinentzug)	

Checkliste Alkoholanamnese 2

Typische Alkoholfolgekrankheiten

Raum für Notizen

Blutungen aus Speiseröhre und Magen

Gastritis und Pankreatitis

Leberschädigungen

Karzinome des Kehlkopfs und des oberen Verdauungstrakts

Spezielle Anamnese

Delir

Halluzinose

Entzugsanfälle

Suizidversuche

suchtspezifische Vorbehandlungen

Abstinenzzeiten

Kontakt zu Selbsthilfegruppen/ Beratungseinrichtungen

Dokumentation des diagnostischen Interviews

Demographische Daten:

Relevante biographische Daten:

Symptome/psychische Beschwerden:

Psychiatrische Diagnose:

Kernüberzeugungen:

Spezifische Defizite im Bereich Sozialkompetenz:

Ressourcen

Suchtmittelbezogene Erwartungen/Funktion des Suchtmittelkonsums

Therapieplan

Prognose des Therapieverlaufs

T-E-I (Teil A)

Im folgenden interessieren wir uns dafür, wie wichtig Ihnen verschiedene Ziele im Zusammenhang mit der Überwindung ihres Alkoholproblems sind. Bitte beachten Sie, daß Sie die Fragen **unabhängig** davon beantworten, ob Sie diese Ziele schon erreicht haben oder nicht bzw. ob Sie gerade daran arbeiten oder nicht. Es zählt allein die **Wichtigkeit,** wie Sie sie persönlich empfinden.

Kreuzen Sie bitte zu jeder der folgenden Aussagen die entsprechenden Ziffern an: **1** bedeutet **„unwichtig"**, **5 „sehr wichtig"** usw.

Für die Überwindung meines Alkoholproblems ist es mir wichtig	1	2	3	4	5
1. eine zufriedenstellende Arbeit zu haben	☐	☐	☐	☐	☐
2. eventuelle Rückfälle bewältigen zu können	☐	☐	☐	☐	☐
3. ein gutes Verhältnis zu meiner Familie/ meinen Kindern zu haben	☐	☐	☐	☐	☐
4. neue Freunde zu finden	☐	☐	☐	☐	☐
5. Konflikte mit meinem Partner offen auszutragen	☐	☐	☐	☐	☐
6. eine glückliche Partnerschaft zu haben	☐	☐	☐	☐	☐
7. im Beruf besonders leistungsfähig zu sein	☐	☐	☐	☐	☐
8. meine Suchterkrankung zu verstehen	☐	☐	☐	☐	☐
9. mit guten Freunden persönlichen und intensiven Kontakt zu haben	☐	☐	☐	☐	☐
10.das Rückfallrisiko realistisch einzuschätzen	☐	☐	☐	☐	☐
11.möglichst keine Rückfälle mehr zu haben	☐	☐	☐	☐	☐
12.Vertrauen in meine eigenen Fähigkeiten zu haben	☐	☐	☐	☐	☐
13.mich mit meinen Gefühlen auseinanderzusetzen	☐	☐	☐	☐	☐
14.mit Alkoholverlangen umzugehen, ohne zu trinken	☐	☐	☐	☐	☐
15.unangemessene Forderungen anderer zurückweisen zu können	☐	☐	☐	☐	☐
16.über meine Sucht zu sprechen	☐	☐	☐	☐	☐
17.Kritik von anderen annehmen zu können	☐	☐	☐	☐	☐

18. meine automatischen Gedanken prüfen und verändern zu können	□ □ □ □ □
19. alkoholische Getränke, die mir angeboten werden, abzulehnen	□ □ □ □ □
20. meinen Alltag gut zu organisieren	□ □ □ □ □
21. anderen gegenüber Wünsche, Erwartungen und Kritik äußern zu können.	□ □ □ □ □

Tragen Sie ab hier (wenn Sie wollen) zusätzliche Ziele ein, die Ihnen wichtig sind. Bewerten Sie bitte auch hier die Wichtigkeit.

....	□ □ □ □ □
....	□ □ □ □ □
....	□ □ □ □ □

1 2 3 4 5

T-E-I (Teil B)

Im folgenden interessieren wir uns dafür, was sich seit Aufnahme der Therapie bei Ihnen verändert hat. Bitte beachten Sie, daß Sie die Fragen **unabhängig** davon beantworten, ob Sie diese Veränderungen vorher gewünscht haben oder nicht bzw. ob sie für Sie besonders bedeutend sind oder nicht. Es zählt allein die Tatsache einer **Veränderung** im entsprechenden Bereich.

Kreuzen Sie bitte zu jeder der folgenden Aussagen die entsprechenden Ziffern an: **1** bedeutet **„trifft nicht zu"**, **5 „trifft vollständig zu"** usw..

Seit Therapiebeginn	1	2	3	4	5
1. habe ich deutlich weniger Rückfälle als früher	□	□	□	□	□
2. hat sich meine berufliche Leistungsfähigkeit verbessert	□	□	□	□	□
3. habe ich ein besseres Verhätnis zu meiner Familie/meinen Kindern entwickelt	□	□	□	□	□
4. habe ich jetzt eine Arbeit, die mich zufrieden stellt	□	□	□	□	□
5. kann ich mit eventuellen Rückfällen besser umgehen	□	□	□	□	□
6. habe ich jetzt eine Partnerschaft, die mich glücklich macht	□	□	□	□	□
7. habe ich mehr persönlichen und intensiven Kontakt zu guten Freunden	□	□	□	□	□
8. kann ich das Rückfallrisiko realistischer einschätzen	□	□	□	□	□
9. trage ich Konflikte in der Partnerschaft offener aus	□	□	□	□	□
10.habe ich neue Freunde dazu gewonnen	□	□	□	□	□
11.gelingt es mir besser, meinen Alltag zu organisieren	□	□	□	□	□
12.spreche ich leichter und öfter über meine Sucht	□	□	□	□	□
13.setze ich mich stärker mit meinen Gedanken auseinander	□	□	□	□	□
14.weise ich unangemessene Forderungen anderer deutlicher zurück	□	□	□	□	□

15.lehne ich alkoholische Getränke, die mir angeboten werden, entschiedener zurück ☐☐☐☐☐

16.gelingt es mir, meine automatischen Gedanken zu prüfen und zu beeinflussen ☐☐☐☐☐

17.kann ich mit Alkoholverlangen besser umgehen, ohne zu trinken ☐☐☐☐☐

18.kann ich Kritik von anderen besser akzeptieren ☐☐☐☐☐

19.habe ich mehr Vertrauen in meine eigenen Fähigkeiten ☐☐☐☐☐

20.kann ich anderen gegenüber Wünsche, Erwartungen und Kritik leichter äußern ☐☐☐☐☐

21.kann ich meine Suchtkrankheit besser verstehen ☐☐☐☐☐

Wie weit haben Sie die zusätzlichen Ziele, die Sie zu Therapiebeginn hatten, erreicht?

.... ☐☐☐☐☐

.... ☐☐☐☐☐

.... ☐☐☐☐☐

Tragen Sie ab hier (wenn Sie möchten) weitere Veränderungen ein, die Sie seit Therapiebeginn an sich beobachtet haben. Bitte kreuzen Sie auch hier an, wie sehr die Aussagen zutreffen.

.... ☐☐☐☐☐

.... ☐☐☐☐☐

.... ☐☐☐☐☐

1 2 3 4 5

T-E-I (Teil C)

Am Ende bitten wir Sie, noch einmal ganz **allgemein** zu urteilen:

Wie zufrieden **waren** Sie insgesamt mit Ihrer Lebenssituation vor Therapiebeginn? (Bitte markieren Sie die Stärke Ihrer Zufriedenheit durch einen Strich auf der Skala!)

____

0 % 100 %

Wie zufrieden **sind** Sie insgesamt mit Ihrer Lebenssituation zum jetzigen Zeitpunkt? (Bitte markieren Sie die Stärke Ihrer Zufriedenheit durch einen Strich auf der Skala!)

____

0 % 100 %

Anmerkung für Therapeuten:

Das TEI (Therapiebezogene Erwartungen Inventar) kann in seinen 3 Teilen vor Therapiebeginn, während der Behandlung und zu ihrem Abschluss eingesetzt werden. Es enthält typische Ziele übender und kognitiver Verfahren und dient der Erfassung von Therapiezielen und der Erfolgskontrolle.

Arbeitsblätter zu den Therapiesitzungen

Arbeitsblatt zur 1. Sitzung:

Es wird Ihnen leichter fallen, abstinent zu bleiben, wenn Sie Methoden finden, mit den Problemen umzugehen, die früher häufig zu Alkoholkonsum geführt haben. Der erste Schritt dabei ist, sich darüber klar zu werden, welche Situationen für Sie wichtig und problematisch sind.

Zu jedem Stichwort auf diesem Blatt können Sie kurz notieren, welche Probleme Sie in diesem Bereich schon erlebt haben und wie Sie sie gelöst haben. Situationen, die zwischen dieser und der nächsten Sitzung auftreten, können Ihnen dabei vielleicht Anregungen geben.

Partner und Familie

Freunde und gute Bekannte

Einsamkeit

Ärger und Langeweile

Angst und Anspannung

Beruf

Freizeit

Druck des Umfelds, Alkohol zu trinken

Andere Probleme

Sitzung A1: Gedanken an Alkohol

Zur Erinnerung

Hier finden sie einige Möglichkeiten zum Umgang mit Trinkgedanken und Alkoholverlangen:

- Formulieren Sie Gegengedanken.
- Listen Sie die Vorteile des Nicht-Trinkens auf.
- Listen Sie unangenehme Erfahrungen mit Alkohol auf.
- Lenken Sie sich mit angenehmen anderen Gedanken ab.
- Erinnern Sie sich an Ihre bisher erreichten Erfolge.
- Schieben Sie die Entscheidung, Alkohol zu trinken, zunächst für 15 Minuten auf.
- Verlassen oder verändern Sie die Situation, in der die Trinkgedanken aufgetreten sind.
- Rufen Sie jemand an, der Ihnen helfen kann: Wählen Sie dazu jemanden aus, der sich wirklich mit dem Problem auskennt! Vergewissern Sie sich im voraus seiner Bereitschaft, Sie zu unterstützen!

Praktische Übung

1. Notieren Sie, in welchen Situationen bei Ihnen Trinkgedanken und Alkoholverlangen besonders häufig auftreten. Wie können Sie solche Situationen vermeiden oder verändern?
2. Fertigen Sie eine Liste der für Sie wichtigen Vorteile des Nicht-Trinkens und der Nachteile des Trinkens an, die Sie immer bei sich tragen können.
3. Erstellen Sie Ihren persönlichen Notfallplan, den Sie stets bei sich tragen können:

- Welche Gedanken sind wirksam gegen Trinkgedanken und Alkoholverlangen?
- Wie können Sie sich von Trinkgedanken ablenken?
- Wohin können Sie gehen, um die Situation zu verändern?
- Wen können Sie anrufen? (Notieren Sie die Telefonnummern!)

Sitzung A2: Umgang mit Rückfällen

Zur Erinnerung

In den ersten Monaten nach der Entgiftung befindet sich Ihr Gehirn in einer komplizierten Umstellungsphase. Während dieser Zeit sind sie wesentlich verletzlicher, labiler und weniger leistungsfähig als andere Menschen: Versuchen Sie, Ihr Leben darauf einzurichten!

Kurzfristige Abstinenzverletzungen beeinträchtigen den Behandlungserfolg nicht. Wichtig ist, dass aus ihnen nicht dauerhafte Rückfälle in süchtiges Trinkverhalten werden:

- Brechen Sie deshalb nach einer Abstinenzverletzung den Kontakt zu Selbsthilfegruppen und Therapeuten nicht ab!
- Werten Sie Rückfälle nicht als vollständige Niederlagen und als Beweis für Ihre Unfähigkeit zur Abstinenz!
- Überwinden Sie Ihre Schamgefühle!

Praktische Übung:

- Notieren Sie, in welchen Situationen für Sie die Gefahr eines Rückfalls besonders groß ist.
- Erstellen Sie eine Liste der Menschen, die Sie nach einer Abstinenzverletzung um Hilfe bitten wollen.
- Sprechen Sie mit diesen Personen und verpflichten Sie sich Ihnen gegenüber, sie so bald wie möglich über einen eventuellen Rückfall zu informieren.

Sitzung A3: Trinkangebote ablehnen

Zur Erinnerung

Wenn Sie zum Trinken gedrängt werden,

- sagen Sie sofort Nein. Vermeiden Sie Entschuldigungen und vage Ausflüchte.
- Sprechen Sie klar, fest und bestimmt.
- Halten Sie direkten Augenkontakt.
- Fühlen Sie sich nicht schuldig: Sie schaden niemandem, wenn Sie keinen Alkohol trinken; Sie haben ein Recht, keinen Alkohol zu konsumieren. Machen Sie Gebrauch davon!
- Schlagen Sie eine Alternative zum Alkoholtrinken vor.
- Wechseln Sie das Thema.
- Wenden Sie sich auch körperlich ab, wenn Sie das Gespräch beenden wollen und man Ihnen weitere Diskussionen über den Alkohol aufzwingen will.

Praktische Übung

Im Anschluss finden Sie eine Liste von Personen, die Ihnen in Zukunft Alkohol anbieten könnten.

Notieren Sie, wie Sie darauf reagieren werden:

- Eine Ihnen nahestehende Person, die Ihr Alkoholproblem kennt
- Mitarbeiter/Kollegen
- Ihr Chef
- Neue Bekannte, die nichts von Ihrer Vergangenheit wissen
- Verwandter auf einer Familienfeier
- Kellner in der Anwesenheit anderer.

Sitzung A4: Scheinbar unbedeutende Entscheidungen

Zur Erinnerung

Rückfälle sind keine schicksalhaften unausweichlichen Ereignisse; sie werden von scheinbar unbedeutenden Entscheidungen (SUEs) vorbereitet.

Praktische Übung

Notieren Sie Ihre Antworten auf die folgenden Fragen:

Falls Sie bereits Rückfälle erlebt haben:

- Welche SUEs gingen Ihnen voraus?
- Wie hätten Sie auf dem Weg in den Rückfall anhalten und umkehren können?

Welche Ihrer aktuellen Entscheidungen könnten SUEs sein?:

- Alkoholvorräte in der Wohnung
- Besuch von Kneipen
- Kontakt zu alten Trinkkumpanen
- Mangelnde Information von Freunden und Bekannten über die Sucht
- Reservierung von unkontrollierten Freiräumen
- Vernachlässigung von Sicherungsmaßnahmen
- Abbruch des Kontakts zum Helfersystem
- Herstellung oder Tolerieren von Risikosituationen (z.B. schwelende Konflikte, chronischer Ärger oder andauernde Frustration, andauernde Überlastung).

Sitzung A5: Umgang mit dem Vorwurf, rückfällig geworden zu sein

Zur Erinnerung

- Wehren Sie Vorwürfe nicht ab, vermeiden Sie Streitigkeiten.
- Akzeptieren Sie die Berechtigung des Misstrauens Ihres Gesprächspartners.
- Lassen Sie den anderen seine Befürchtungen in Ruhe erläutern.
- Sichern Sie ihm zu, ihn künftig besser über Ihr Befinden zu informieren.

Praktische Übung

Stellen Sie sich folgende Situation vor: Nach einem langen schweren Tag im Büro kommen Sie verspätet nach Hause. Sie sind müde, ärgerlich und gereizt, ihre Augen sind gerötet. Ihr Partner kontrolliert schon an der Wohnungstür Ihren Atem und sagt Du hast doch schon wieder getrunken!

Wie könnte eine angemessene Antwort aussehen?

Sitzung B1: Ein Gespräch beginnen

Zur Erinnerung

Es ist in Ordnung, wenn Sie

- mit einfachen unverfänglichen Themen beginnen
- über sich selbst reden.

Denken Sie an folgende Dinge:

- Zuhören und Beobachten
- Offene Fragen benutzen
- Die Reaktion des anderen beachten
- Sich auf angenehme Art verabschieden.

Praktische Übung

Beginnen Sie ein Gespräch (z. B. mit einem Kollegen, den Sie bisher nur vom Sehen kennen). Notieren Sie:

1. Wo hat das Gespräch stattgefunden?
2. Worüber haben Sie geredet?
3. Was waren die Ergebnisse des Gesprächs?

Checkliste

- Haben Sie Ihren Gesprächspartner vor der Konversation beobachtet/ihm zugehört?
- Haben Sie mit unverfänglichen Themen begonnen?
- Haben Sie offene Fragen gestellt?
- Haben Sie etwas über Ihre eigenen Interessen oder Ansichten gesagt?
- Haben Sie das Gespräch mit einem angenehmen Gefühl beendet?

Sitzung B2: Positive Rückmeldung geben und erhalten

Zur Erinnerung

- Drücken Sie Komplimente in Form eigener Gefühle aus.
- Seien Sie dabei konkret.
- Würdigen Sie ein erhaltenes Kompliment nicht ab.
- Zeigen Sie, dass Sie es würdigen.

Praktische Übung 1

Finden Sie jemand, dem Sie eine positive Rückmeldung geben wollen. Schreiben Sie auf, was Sie ihm sagen wollen.

Checkliste

1. Ich habe meine eigenen Gefühle ausgedrückt.
2. Ich habe ein konkretes Kompliment gemacht.

Praktische Übung 2

Seien Sie bis zur nächsten Sitzung offen für Komplimente, die man Ihnen machen könnte. Versuchen Sie dann nach den Richtlinien zu reagieren, die wir heute besprochen haben.

1. Beschreiben Sie die Situation.
2. Wie haben Sie reagiert?

Checkliste

1. Haben Sie das Kompliment akzeptiert?
2. Haben Sie das Kompliment zurückgewiesen?
3. Haben Sie gezeigt, dass Sie das Kompliment würdigen?

Sitzung B3: Nonverbale Kommunikation

Zur Erinnerung

Nonverbales Verhalten bestimmt entscheidend, wie wir auf andere wirken.
Achten Sie auf

- Haltung
- Distanz
- Blickkontakt
- Kopfnicken
- Gesichtsausdruck
- Gestik
- Stimmlage.

Praktische Übung 1

Beobachten Sie, wenn sich die Gelegenheit ergibt, in der nächsten Woche 2 Menschen Ihrer Umgebung bei einem Gespräch; beschreiben Sie ihr nonverbales Verhalten anhand der Liste!

Praktische Übung 2

Beschreiben Sie nach demselben Muster Ihr eigenes Verhalten in einem Gespräch!

Checkliste

1. Ich hatte das Gefühl, dass meine Worte und meine Körpersprache übereinstimmten.
2. Ich habe mich wohl und entspannt gefühlt.
3. Ich habe dem anderen Interesse und Offenheit signalisiert.
4. Ich habe das Gefühl, das der andere verstanden hat, was ich ihm mitteilen wollte.

Sitzung B4: Über Gefühle sprechen

Zur Erinnerung

Über Gefühle sprechen:

- Es ist in Ordnung, über positive wie negative eigene Gefühle zu sprechen.
- Wählen Sie dabei eine angemessene Form der Selbstdarstellung. Sie müssen nicht jedes Gefühl sofort mit jedem anderen Menschen teilen. Beachten Sie die Gesprächssituation und die Interessen Ihres Partners und denken Sie daran, dass der Aufbau von Vertrauen Zeit erfordert.

Aktives Zuhören:

- Zeigen Sie verbal und nonverbal Aufmerksamkeit und Verständnis, sprechen Sie über gemeinsame Erfahrungen und Gefühle.

Praktische Übung 1

Beginnen Sie eine Konversation mit jemandem und teilen Sie dabei ein Gefühl mit.

1. Mit wem haben Sie gesprochen?
2. Welches Gefühl haben Sie mitgeteilt?
3. Wie hat Ihr Partner reagiert?

Praktische Übung 2

Wenn Sie sich mit jemand unterhalten, achten Sie auf die Gefühle, die er verbal und nonverbal ausdrückt.

1. Welche Gefühle hat Ihr Partner verbal mitgeteilt?
2. Welches nonverbale Verhalten ist Ihnen aufgefallen?
3. Welches Gefühl hat er nonverbal vermittelt?
4. Wie haben Sie gezeigt, dass Sie aktiv zuhören?

Sitzung B5: Vertretung eigener Interessen

Zur Erinnerung

- Denken Sie einen Moment nach, ehe Sie sprechen.
- Seien Sie konkret und direkt.
- Bleiben Sie sachlich.
- Achten Sie auf nonverbales Verhalten.
- Seien Sie kompromissbereit.
- Seien Sie hartnäckig.

Praktische Übung

Versuchen Sie bis zur nächsten Sitzung in wenigstens einer Alltagssituation Ihre Interessen zu vertreten (am Arbeitsplatz, beim Einkaufen, in der Familie).

Checkliste

1. Mit wem haben Sie verhandelt?
2. Worum ging es?
3. Waren Sie erfolgreich?
4. Wie haben Sie sich gefühlt?
5. Was hat Ihnen die meisten Schwierigkeiten bereitet?

Sitzung B6: Kritik äußern

Zur Erinnerung

Wenn Sie jemand kritisieren

- Beruhigen Sie sich.
- Beziehen Sie sich bei der Kritik auf Ihre Gefühle, nicht auf angebliche oder tatsächliche Fakten.
- Bleiben Sie eindeutig und klar, auch in der nonverbalen Kommunikation.
- Vermeiden Sie den Impuls, den anderen zu kränken oder zu bestrafen.
- Kritisieren Sie das störende Verhalten, nicht die gesamte Person.
- Erbitten Sie eine konkrete Verhaltensänderung.
- Zeigen Sie Kompromissbereitschaft.
- Beginnen und beenden Sie das Gespräch auf positive Art.

Praktische Übung

- Nähern Sie sich einer Person, die Sie kritisieren möchten.
- Identifizieren Sie vorher das Problem und Ihre Ziele.

Checkliste

1. Was sagten Sie zu Ihrem Gesprächspartner?
2. Wie reagierte er darauf?

Sitzung B7: Kritik entgegennehmen

Zur Erinnerung

- Beruhigen Sie sich. Reagieren Sie nicht überschießend emotional!
- Wehren Sie Vorwürfe nicht pauschal ab; gehen Sie nicht in die Gegenoffensive! Vermeiden Sie globale Grundsatzdiskussionen.
- Versuchen Sie zu klären, was an Ihrem Verhalten Ihren Partner konkret gestört/verletzt hat.
- Suchen Sie einen Punkt, dem Sie zustimmen können.
- Schlagen Sie einen brauchbaren Kompromiss vor.

Praktische Übung

Achten Sie bis zur nächsten Sitzung auf jede Kritik, die Sie erreicht. Versuchen Sie, entsprechend der Richtlinien zu reagieren.

Beschreiben Sie die Situation und Ihre Reaktion!

Checkliste

1. Verhielten Sie sich gelassen?
2. Haben Sie Fragen zur Klärung gestellt?
3. Gab es einen Punkt, dem Sie zustimmen konnten?
4. Haben Sie einen Kompromissvorschlag gefunden?

Sitzung B8: Anforderungen zurückweisen

Zur Erinnerung

Wenn jemand Forderungen an Sie stellt, denken Sie an folgendes:

1. Klären Sie Ihre eigenen Wünsche und Pläne.
2. Wenn Sie die Forderung zurückweisen wollen, formulieren Sie das Anliegen des anderen noch einmal in Ihren eigenen Worten, damit er weiß, dass Sie ihn verstanden haben.
3. Seien Sie klar, knapp und eindeutig in Ihrer Antwort.
4. Achten Sie auf Ihre Körpersprache.
5. Denken Sie über Kompromissmöglichkeiten nach.
6. Wenn der andere auf seiner Forderung besteht, wiederholen Sie ruhig Ihre Aussage.

Praktische Übung 1

Machen Sie eine Liste Ihrer wichtigsten Aktivitäten und Pläne.

Praktische Übung 2

Denken Sie an eine Anforderung, die jemand an Sie gestellt hat oder stellen könnte, und die Sie gern zurückweisen würden. Notieren Sie die näheren Umstände und die Worte, die Sie bei der Zurückweisung benutzen wollen:

1. Die Situation
2. Die Forderung
3. Ihr Grund für die Ablehnung
4. Die Formulierung der Ablehnung.

Sitzung C1: Enge und intime Beziehungen

Zur Erinnerung

- Erwarten Sie nicht, dass Ihr Partner Gedanken lesen kann.
- Lassen Sie Konflikte nicht schwelen. Üben Sie konstruktive Kritik.
- Nutzen Sie Ihre Fähigkeit, Kritik anzunehmen.
- Hören Sie aktiv zu.
- Formulieren Sie Ihre positiven Gefühle.

Praktische Übung

Denken Sie an eine Situation aus der letzten Zeit, in der Sie Streit mit Ihrem Partner hatten.

1. Beschreiben Sie die Situation.
2. Beschreiben Sie, was Sie normalerweise in dieser Situation tun würden.
3. Wie würden Sie gern tun, um die Situation zu verbessern?

Sitzung C2: Das soziale Netzwerk wieder aufbauen

Zur Erinnerung

Wer könnte Ihnen helfen?

1. Menschen, die Ihnen bereits geholfen haben
2. neutrale Personen
3. bisher eher hinderliche Personen

Welche Art von Hilfe brauchen Sie?

1. Problemlösung
2. moralische Unterstützung
3. Aufgabenübernahme
4. Information
5. Notfallhilfe

Wie können Sie Hilfe bekommen?

1. Seien Sie konkret.
2. Fragen Sie auch Menschen, die Ihnen bisher nicht geholfen haben.
3. Bieten Sie anderen Ihre Hilfe an.
4. Seien Sie ein aktiver Zuhörer.
5. Geben Sie Rückmeldung, wenn Sie Hilfe erhalten haben. Bedanken Sie sich.

Praktische Übung 1

Überlegen Sie sich ein Problem, bei dessen Lösung Sie Hilfe brauchen.

1. Beschreiben Sie das Problem.
2. Wer könnte Ihnen dabei helfen?
3. Wie könnte er Ihnen helfen?
4. Wie können Sie ihn um Hilfe bitten?

Nun wählen Sie die richtige Situation und Zeit und versuchen Sie, von dieser Person Hilfe zu erhalten.

Beschreiben Sie, was passiert ist.

Praktische Übung 2

Nennen Sie einen Freund oder Familienangehörigen, dem Sie helfen könnten.

- Beschreiben Sie, was Sie tun könnten, um ihn zu unterstützen.

Nun wählen Sie eine angemessene Zeit und Situation und bieten Ihre Hilfe an.

- Beschreiben Sie, was passiert ist.

Sitzung C3: Angenehme Aktivitäten

Arbeitsblatt

1. Schreiben Sie Ihre persönliche Liste angenehmer Aktivitäten auf.
2. Erstellen Sie einen Stundenplan für die Woche, der an jedem Tag 30 bis 60 Minuten für angenehme Aktivitäten vorsieht.

AM1: Affektwahrnehmung

Zur Erinnerung

Wenn Sie schlechte Gefühle haben:

1. Beobachten Sie Ihr *körperliches Befinden* in Zeiten, wenn Sie sich schlecht fühlen: Spüren Sie Kopfschmerzen, Herzklopfen, Magenschmerzen, verstärkte Darmbewegungen, Muskelzittern, Schweißausbrüche, Muskelverspannungen? Haben Sie Hunger oder hat es Ihnen den Appetit verschlagen? Möchten Sie sich im Bett verkriechen oder am liebsten alles in Stücke schlagen?
2. Welche *Situation* und welche *Gedanken* gingen dem schlechten Gefühl voraus? Wie würden sich andere Menschen in dieser Situation fühlen?

Praktische Übung

Beantworten Sie in Stichworten die folgenden Fragen:

1. Was haben Sie körperlich gespürt, als Sie das letzte Mal schlechte Gefühle hatten?
2. Welche Situation und welche Gedanken gingen dem voraus?
3. Wie würden Sie das Gefühl heute nennen?

AM2: Umgang mit negativen Gefühlen

Zur Erinnerung

Geeignete Techniken des Umgangs mit schlechten Gefühlen sind

- Ablenken
- Entspannungsübungen
- körperliches Abreagieren (Sport)
- positive Gegengedanken
- Relativierung (Es hätte noch viel schlimmer kommen können!)
- Überprüfung der Angemessenheit des Gefühls (Lohnt sich der Ärger?)

Wenn Sie sich von einem anderen persönlich verletzt oder enttäuscht fühlen, können folgende Fragen hilfreich sein:

1. Habe ich den anderen wirklich richtig verstanden?
2. Wollte er tatsächlich mich als Person treffen?
3. Kann ich diese Fragen im Gespräch mit ihm klären, ohne damit einen erneuten Konflikt/eine erneute Verletzung zu provozieren?

Wenn sie unter einer bestimmten Situation (z. B. am Arbeitsplatz) leiden, sind folgende Fragen angebracht:

1. Kann ich die Situation verändern?
2. Wenn dies nicht möglich ist: Wie kann ich sie für mich erträglicher gestalten? Kann ich ein Gegengewicht durch positive Aktivitäten in anderen Bereichen schaffen? Gibt es längerfristig Aussicht auf eine Veränderung?

Praktische Übung

Notieren Sie in Stichworten

1. In welchen Situationen treten bei Ihnen häufig oder regelmäßig schlechte Gefühle auf? Benennen Sie diese Gefühle! Mit welchen Gedanken sind sie verbunden?
2. Welche der oben aufgelisteten Lösungsmöglichkeiten kommt für Sie in Frage?

AM3: Problemlösungsstrategien

Zur Erinnerung

Schaffen Sie Ordnung. Erstellen Sie eine Rangliste Ihrer Probleme:

1. Welche bedrohen unmittelbar Ihre Abstinenz und Ihre Existenzgrundlage?
2. Mit welchen können Sie noch eine Zeitlang leben?

Befolgen Sie bei der Bearbeitung einzelner Probleme die folgenden Schritte:

1. Klare und konkrete Definition des Problems
2. Klärung des Imformationsbedarfs
3. Brainstorming
4. Vergleich der Vor- und Nachteile der im Brainstorming gefundenen Lösungsansätze
5. Auswahl der besten Lösung
6. Planung, Vorbereitung und Übung, Inanspruchnahme von Hilfen
7. Umsetzung
8. Auswertung des Ergebnisses.

Praktische Übung

Wenden Sie diese Richtlinien auf Ihre aktuelle Situation an. Halten Sie Ihre Ergebnisse zu jedem Punkt in Stichworten schriftlich fest.

Index

Literatur

Abelin T (1990) Epidemiologie des Alkohols und seiner Folgekrankheiten in der Schweiz. Ther Umsch 47: 379-383

American Psychiatric Association (1994) Diagnostic and statistical manual of mental disorders. American Psychiatric Association, Washington DC

Anton RF, Moak DH, Waid LR, Lathan PK, Malcolm RJ, Dias JK (1999) Naltrexone and cognitive behavior therapy for the treatment of outpatient alcoholics. Am J Psychiatry 156: 1758-64

Babor TF, Hofmann M, DelBoca FK, Hesselbrock V, Meyer RE, Dolinsky ZS, Rounsaville B (1992) Types of alcoholics I. Evidence for an empirically derived typology based on indicators of vulnerability and severity. Arch Gen Psychiatry 49: 599-608

Beasley JD, Grimson RC, Bicker AA, Closson WJ (1991) Follow up of a cohort of alcoholic patients through 12 months of comprehensive biobehavioral treatment. J Subst Abuse Treat 8: 133-142

Beck AT, Wright FD, Newman CF, Liese BS (1993) Cognitive therapy of substance abuse. Guilford Press, New York

Bilitza WB (Hrsg) (1993) Suchttherapie und Sozialtherapie. Psychoanalytisches Grundwissen für die Praxis. Vandenhoeck & Ruprecht Verlag, Göttingen

Bion WR (1961) Experiences in groups. Basic Books, New York

Bode M, Haupt M (1998) Alkoholismus im Alter. Fortschr Neurol Psychiatr 66: 450-458

Brown SA, Inaba RK, Gillin JC, Schuckit MA, Stewart MA, Irwin MR (1995) Alcoholism and affective disorder: clinical course of depressive symtoms. Am J Psychiatry 152: 45-52

Burtscheidt W, Löll A, Lüthcke H, Gaebel W (1999) Ambulante Verhaltenstherapie bei Alkoholabhängigen – Ergebnisse einer experimentellen Untersuchung. Sucht 45: 245-249

Burtscheidt W, Schwarz R, Redner C, Gaebel W (1999) Verhaltenstherapeutische Verfahren in der ambulanten Behandlung von Alkoholabhängigen. Fortschr Neurol Psychiatr 67: 274-280

Burtscheidt W, Wölwer W, Schwarz R, Strauss W, Löll A, Luethcke H, Redner C, Gaebel W (2000) Outpatient behaviour therapy in alcoholism: Relapse rates after 6 months. Acta Psychiatrica Scandinavica (In Druck)

Cloninger CR (1987) Neurogenetic adaptive mechanisms in alcoholism. Science 236: 412-420

Cloninger CR, Svracik DM, Przybek TR (1993) A psychobiological model of temperament and character. Arch Gen Psychiatry 50: 975-990

Conley JJ, Prioleau MA (1983) Personality typology of men and women alcoholics in relation to etiology and prognosis. J Stud Alcohol 44: 996-1010

Connors GJ, Carroll KM, DiClemente CC, Longabaugh R, Donovan DM (1997) The therapeutic alliance and its relationship to alcoholism treatment participation and outcome. J Consult Clin Psychol 65: 588-598

Cooney NL, Kadden RM, Litt MD, Getter H (1991) Matching alcoholics to coping skills or interactional therapies: two-year follow-up results. J Consult Clin Psychol 59: 598-601

Deckel AW, Hesselbrock V (1996) Behavioral and cognitive measurements predict scores on the MAST: A 3-year prospective study. Alcohol Clin Exp Res 20: 1173-1178

Defoe D (1983) The life and strange surprising adventures of Robinson Crusoe. Atheneum, New York

Deutsche Gesellschaft für Suchtforschung und Suchttherapie (1992) Dokumentationsstandards 2 für die Behandlung von Abhängigen. Lambertus Verlag, Freiburg i. B.

Duckert F (1993) Predictive factors for outcome of treatment for alcohol problems. J Subst Abuse 5: 31-44

Eravci M, Grosspietsch T, Pinna G, Schulz O, Kley S, Bachmann M, Wolffgramm J, Gotz E, Heyne A, Meinhold H, Baumgartner A (1997) Dopamine receptor gene expression in an animal model of behavioral dependence on ethanol. Brain Res Mol Brain Res 50: 221-229

Ewing JA (1984) Detecting alcoholism. The CAGE questionnaire. JAMA 252: 1905-1907

Feuerlein W, Küfner H (1989) A prospective multicenter study on inpatient treatment for alcoholics: 18- and 48-months follow-up. Eur Arch Psychiatry Neurol Sci 239: 144-157

Feuerlein W (1989) Alkoholismus-Mißbrauch und Abhängigkeit, 4. Aufl. Thieme Verlag, Stuttgart

Feuerlein W (1996) Zur Mortalität von Suchtkranken. In: Mann K, Buchkremer G (Hrsg) Sucht: Grundlagen, Diagnostik, Therapie. Gustav Fischer Verlag, Stuttgart

Feuerlein W, Ringer C, Küfner H, Antons K (1977) Diagnose des Alkoholismus. Münch Med Wochenschr 119: 1275-1282

Fichter MM (1990) Verlauf psychischer Erkrankungen in der Bevölkerung. Springer-Verlag, Berlin Heidelberg New York

Fichter MM, Frick U (1992) Therapie und Verlauf bei Alkoholabhängigkeit. Springer-Verlag, Berlin Heidelberg New York

Finger-Trescher U (1991) Wirkfaktoren der Einzel- und Gruppenanalyse. Frommann-Holzboog-Verlag, Stuttgart

Fisher MS, Bentley KJ (1996) Two group therapy models for clients with a dual diagnosis of substance abuse and personality disorder. Psychiatr Serv 47: 1244-1250

Freud S (1913) Zur Einleitung der Behandlung. In: Freud S (1975) Schriften zur Behandlungstechnik. Fischer-Verlag, Fankfurt/M.

Fürstenau P (1992) Entwicklungsförderung durch Therapie. Pfeiffer-Verlag, München

Graham K, Annis HM, Brett PJ, Venesoen P (1996) A controlled field trial of group versus individual cognitive-behavioural training for relapse prevention. Addiction 91: 1127-1139

Grant I, Adam KM, Reed R (1987) Intermediate-duration (subacute) organic mental disorder of alcoholism. In: Grant I (ed) Neuropsychological correlates of alcoholism. American Psychiatric Press, Washington DC, p 37

Gsellhofer B, Küfner H, Vogt M, Weiler D (1999) European Addiction Severity Index. Schneider Verlag, Hohengehren Baltmannsweiler

Günthner A, Mann K (1995) Neuropsychologische Funktionsdefizite bei Alkoholabhängigen. Z Klin Psychol 24: 166-169

Jaffe AJ, Rounsaville B, Chang G, Schottenfeld RS, Meyer RE, O'Malley SS (1996) Naltrexone, relapse prevention, and supportive therapy with alcoholics: an analysis of patient treatment matching. J Consult Clin Psychol 64: 1044-1053

John U, Hapke U, Rumpf HJ, Hill A, Dilling H (1996) Prävalenz und Sekundärprävention von Alkoholmißbrauch und -abhängigkeit in der medizinischen Versorgung. Nomos-Verlag, Baden Baden

John U, Veltrup C, Driessen M (1995) Motivationsarbeit mit Alkoholabhängigen. Psychiatr Prax 24: 184-188

Jung M (1996) Alkoholabhängigkeit und psychiatrische Komorbidität. In Mann K, Buchkremer G (Hrsg) Sucht: Grundlagen, Diagnostik, Therapie. Gustav Fischer Verlag, Stuttgart

Kadden RM (1999) Cognitive behavior therapy. In: Ott PJ, Tarter RE, Ammerman RT (eds) Sourcebook on substance abuse. Allyn and Bacon, Boston, pp 272-283

Kadden RM, Cooney NL, Getter H, Litt MD (1989) Matching alcoholics to coping skills or interactional therapies: posttreatment results. J Consult Clin Psychol 57: 698-704

Kernberg OF (1988) Innere Welt und äußere Realität. Verlag Internationale Psychoanalyse, München

Kernberg OF (2000) Ideologie, Konflikt und Führung. Klett-Cotta-Verlag, Stuttgart

Körkel J, Kruse G (1993) Mit dem Rückfall leben. Abstinenz als Allheilmittel? Psychiatrieverlag, Bonn

Kraus L, Bauernfeind R (1998) Repräsentativerhebung zum Gebrauch psychoaktiver Substanzen bei Erwachsenen in Deutschland 1997. Sucht 44: Sonderheft 1

Krystal H & Raskin HA (1983) Drogensucht, Aspekte der Ichfunktion. Vandenhoeck & Ruprecht Verlag, Göttingen

Küfner H (1997) Behandlungsfaktoren bei Alkohol- und Drogenabhängigen. In: Watzl H, Rockstroh B (Hrsg) Abhängigkeit und Mißbrauch von Alkohol und Drogen. Hogrefe-Verlag, Göttingen

Küfner H, Feuerlein W (1988) Die stationäre Behandlung von Alkoholabhängigen: Ergebnisse der 4-Jahres-Katamnesen. Suchtgefahren 34: 157-272

Lachner G, Wittchen HU (1997) Familiär übertragene Vulnerabilitätsmerkmale für Alkoholmißbrauch und -abhängigkeit. In: Watzl H, Rockstroh B (Hrsg) Abhängigkeit und Mißbrauch von Alkohol und Drogen. Hogrefe-Verlag, Göttingen

Leigh G, Ogborne AC, Cleland P (1984) Factors associated with patient dropout from an outpatient alcoholism treatment service. J Stud Alcohol 45: 359-362

Litt MD, Babor TF, DelBoca FK, Kadden RM, Cooney NL (1992) Types of alcoholics II: Application of an empirically derived typology to treatment matching. Arch Gen Psychiatry 49: 609-614

Longabaugh R, Rubin A, Malloy P, Beattie M, Clifford PR, Noel N (1994) Drinking outcomes of alcohol abusers diagnosed as antisocial personality disorder. Alcohol Clin Exp Res 18: 778-785

Maier W (1996) Genetik von Alkoholabusus und Alkoholabhängigkeit. In: Mann K, Buchkremer G (Hrsg) Sucht: Grundlagen, Diagnostik, Therapie. Gustav Fischer Verlag, Stuttgart, S 85-94

Maier W (1997) Mechanismen der familiären Übertragung von Alkoholabhängigkeit und Alkoholabusus. In: Watzl H, Rockstroh B (Hrsg) Abhängigkeit und Mißbrauch von Alkohol und Drogen. Hogrefe-Verlag, Göttingen, S 91-110

Mammo A, Weinbaum DF (1993) Some factors that influence dropping out from outpatient alcoholism treatment facilities. J Stud Alcohol 54: 92-101

Mann, Dengler D (1995) Zerebrale Veränderungen bei Alkoholabhängigen. Z Klin Psychol 24: 159-165

Marlatt GA, Gordon JR (1985) Relapse prevention. Guilford Press, New York

Matching Alcoholism Treatments to Client Heterogeneity (1997) Project MATCH post-treatment drinking outcomes. J Stud Alcohol 58: 7-29

May T, Wolf U, Wolffgramm J (1995) Effects of ethanol addiction and lisuride treatment on in vitro striatal dopamine receptors and adenylate cyclase of the rat. J Pharmacol Exp Ther 275: 1195-1203

McKay JR, Cacciola JS, McLellan AT, Alterman AI, Wirtz PW (1997) An initial evaluation of the psychosocial dimensions of the American Society of Addiction Medicine criteria for inpatient versus intensive outpatient substance abuse rehabilitation. J Stud Alcohol 58: 239-252

Miller WR (1996) Motivational interviewing: research, practice, and puzzles. Addict Behav 21: 835-42

Miller WR, Hester RK (1995) Treatment for alcohol problems: towards an informed eclecticism. In: Hester RK, Miller WR (eds) Handbook of alcoholism treatment approaches. Allyn and Bacon, Boston, pp 1-11

Miller WR, Zweben A, DiClemente CC, Rychtarikk RG (1992) Motivational enhancement manual. US Department of Health and Human Services

Monti PM, Abrams DB, Binkoff JA, Zwick WR, Liepman MR, Nirenberg TD, Rohsenow DJ (1990) Communication skills training, communication skills training with family and cognitive behavioral mood management training for alcoholics. J Stud Alcohol 51: 263-270

Monti PM, Abrams DB, Kadden RM, Cooney NL (1989) Treating alcohol dependence. The Guilford Press, New York

Morgenstern J, Langenbucher J, Labouvie E, Miller KJ (1997) The comorbidity of alcoholism and personality disorders in a clinical population: prevalence rates and relation to alcohol typology variables. J Abnorm Psychol 106: 74-84

Murphy GE, Wetzel RD (1990) The lifetime risk of suicide in alcoholism. Arch Gen Psychiatry 47: 382-392

Noel NE, McCrady BS, Stout RL (1987) Predictors of attrition from an outpatient alcoholism treatment program for couples. J Stud Alcohol 48: 229-235

Nurnberg HG, Rifkin A, Doddi S (1993) A systematic assessment of the comorbidity of DSM III R personality disorders in alcoholic outpatients. Compr Psychiatry 34: 447-454

Ojehagen A, Berglund M, Hansson L (1997) The relationship between helping alliance and outcome in outpatient treatment of alcoholics: a comparative study of psychiatric treatment and multimodal behavioural therapy. Alcohol Alcohol 32: 241-249

Petry J (1993) Behandlungsmotivation. Beltz Verlags Union, Weinheim

Pettinati HM, Meyers K, Jensen JM, Kaplan F, Evans BD (1993) Inpatient vs. outpatient treatment for substance dependence revisited. Psychiatr Q 64: 173-182

Prescott CA, Hewitt JK, Heath AC, Truett KR, Neale MC, Eaves LJ (1994) Environmental and genetic influences on alcohol use in a volunteer sample of older twins. J Stud Alcohol 55: 18-33

Prochaska JO, DiClemente CC (1983) Stages and processes of selfchange of smoking: Toward an integrative model of change. J Consult Clin Psychol 51: 390-395

Rathner G, Dunkel D (1998) Die Häufigkeit von Alkoholismus und Problemtrinken in Österreich. Wien Klin Wochenschr 110: 347-349

Rogers CR (1961) On becoming a person. Houghton Mifflin, Boston

Rohsenow DJ, Monti PM, Binkoff JA, Liepman MR, Nirenberg TD, Abrams DB (1991) Patient-treatment matching for alcoholic men in communication skills versus cognitive-behavioral mood management training. Addict Behav 16: 63-69

Rommelspacher H (1995) Recent developments in the neurobiology of alcoholism and drug dependence with focus on the contributions of european labaratories. Eur Addiction Res 1: 20-25

Ross HE (1995) DSM III R alcohol abuse and dependence and psychiatric comorbidity in Ontario: results from the Mental Health Supplement to the Ontario Health Survey. Drug Alcohol Depend 39: 111-128

Rost WD (1987) Psychoanalyse des Alkoholismus. Klett-Cotta Verlag, Stuttgart

Schlösser A (1990) Das Zweiklassensystem der Abhängigenversorgung. In: Schwoon D, Krausz M (Hrsg) Suchtkranke. Die ungeliebten Kinder der Psychiatrie. Enke Verlag, Stuttgart, S 24-36

Schmidt LG (1997) Diagnostische Aufgaben bei Alkoholmißbrauch und -abhängigkeit. In H. Watzl H, Rockstroh B (Hrsg). Abhängigkeit und Mißbrauch von Alkohol und Drogen. Hogrefe-Verlag, Göttingen, S 11-24

Schuckit M (1996) Auf der Suche nach Prädiktoren für die Entwicklung einer Alkoholabhängigkeit. In: Mann K, Buchkremer G (Hrsg) Sucht: Grundlagen, Diagnostik, Therapie. Gustav Fischer Verlag, Stuttgart, S 107-120

Schuckit MA, Hesselbrock V (1994) Alcohol dependency and anxiety disorders: What is the relationship? Am J Psychiatry 151: 1723-1734

Smith DE, McCrady B (1991) Cognitive impairment among alcoholics: Impact on drink refusal skill aquisition and treatment outcome. Addictive Behaviors 16: 265-274

Soyka M (1995) Die Alkoholkrankheit - Diagnose und Therapie. Chapman & Hall, Weinheim

Soyka M (1997) Neuere medikamentöse Ansätze in der Alkoholismustherapie. In: Watzl H, Rockstroh B (Hrsg) Abhängigkeit und Mißbrauch von Alkohol und Drogen. Hogrefe-Verlag, Göttingen

Stetter F, Axmann-Krcmar D (1996) Psychotherapeutische Motivationsarbeit bei Alkoholkranken in der Entgiftungsphase. In: Mann K, Buchkremer G (Hrsg) Sucht: Grundlagen, Diagnostik, Therapie. Gustav Fischer Verlag, Stuttgart

Süß HM (1995) Zur Wirksamkeit der Therapie bei Alkoholabhängigen: Ergebnisse einer Metaanalyse. Psychol Rundschau 46: 248-266

Tomasson K, Vaglum P (1995) A nationwide representative sample of treatment seeking alcoholics: a study of psychiatric comorbidity. Acta Psychiatr Scand 92: 378-385

Truan P, Gmel G, Francois Y, Janin B (1997) Dépistage de consommations problématiques d'alcool dans la population suisse: comparaison entre un instrument developpé par l' ISPA et le questionnaire CAGE. Schweiz Med Wochenschr 127: 753-761

Vaillant GE (1996) A long term follow up of male alcohol abusers. Arch Gen Psychiatry 53: 243-249

Weiss RD, Mirin SM, Griffin ML (1992) Methodological considerations in the diagnosis of coexisting psychiatric disorders in substance abusers. Br J Addict 87: 179-187

Wetterling T, Veltrup C (1997) Diagnostik und Therapie von Alkoholproblemen. Springer-Verlag, Berlin Heidelberg New York

Wittchen HU (1990) CIDI-Manual. Einführung und Durchführungsbeschreibung. Beltz-Test, Weinheim

Wolffgramm J, Heyne A (1995) From controlled drug intake to loss of control: the irreversible development of drug addiction in the rat. Behav Brain Res 70: 77-94

Wölwer W, Burtscheidt W, Redner C, Schwarz R, Gaebel W (2000) Outpatient behaviour therapy in alcoholism: Impact of personality disorders and cognitive impairments. Acta Psychiatr Scand (in press)

Yoshino A, Kato M (1996) Prediction of 3-year outcome of treated alcoholics by an empirically derived multivariate typology. Am J Psychiatry 153: 829-830

Gesamtherstellung: Druckhaus Beltz, Hemsbach